Sommeil Profond : Les Secrets pour Réinitialiser Votre Horloge Biologique

CAROLINE VALERS

Sommaire

Chapitre 1 : Introduction 5

Chapitre 2 : Les bases du sommeil.............................. 7

Chapitre 3 : Les différents stades du sommeil 13

Chapitre 4 : Les facteurs influençant le sommeil............ 19

Chapitre 5 : Les conséquences d'un sommeil insuffisant 25

Chapitre 6 : Les bienfaits du sommeil sur le physique ... 34

Chapitre 7 : Les bienfaits du sommeil sur le mentale 44

Chapitre 8 : Comment évaluer la qualité du sommeil..... 54

Chapitre 9 : Techniques de relaxation pour le sommeil.. 62

Chapitre 10 : L'Impact de l'Alimentation...................... 67

Chapitre 11 : L'exercice physique et son rôle................. 73

Chapitre 12 : Les troubles du sommeil : Causes............. 80

Chapitre 13 : L'importance de l'environnement............. 86

Chapitre 14 : La gestion du stress 95

Chapitre 15 : Les rythmes circadiens........................... 101

Chapitre 16 : Les méthodes naturelles pour le sommeil 107

Chapitre 17 : La technologie au service du sommeil 116

Chapitre 18 : Les rituels du coucher pour le sommeil .. 123

Chapitre 19 : Le sommeil profond chez les enfants...... 129

Chapitre 20 : Le sommeil chez les personnes âgées 136

Chapitre 21 : Les effets des médicaments..................... 142

Chapitre 22 : Les troubles liés au travail de nuit........... 149

Chapitre 23 : Les voyages et le décalage horaire.......... 156

Chapitre 24 : La sieste : Bienfait ou perturbation ? 163

Chapitre 25 : L'hypnose et autres pratiques................. 170

Chapitre 26 : Les techniques de respiration 177

Chapitre 27 : L'importance de la routine 183

Chapitre 28 : Les changements de saison 189

Chapitre 29 : Les méthodes de relaxation mentale 196

Chapitre 30 : Conclusion : Conseils............................. 203

Sommaire

Chapitre 1 : Introduction 5

Chapitre 2 : Les bases du sommeil 7

Chapitre 3 : Les différents stades du sommeil 13

Chapitre 4 : Les facteurs influençant le sommeil 19

Chapitre 5 : Les conséquences d'un sommeil insuffisant 25

Chapitre 6 : Les bienfaits du sommeil sur le physique ... 34

Chapitre 7 : Les bienfaits du sommeil sur le mentale 44

Chapitre 8 : Comment évaluer la qualité du sommeil 54

Chapitre 9 : Techniques de relaxation pour le sommeil .. 62

Chapitre 10 : L'Impact de l'Alimentation 67

Chapitre 11 : L'exercice physique et son rôle 73

Chapitre 12 : Les troubles du sommeil : Causes 80

Chapitre 13 : L'importance de l'environnement 86

Chapitre 14 : La gestion du stress 95

Chapitre 15 : Les rythmes circadiens 101

Chapitre 16 : Les méthodes naturelles pour le sommeil 107

Chapitre 17 : La technologie au service du sommeil 116

Chapitre 18 : Les rituels du coucher pour le sommeil .. 123

Chapitre 19 : Le sommeil profond chez les enfants 129

Chapitre 20 : Le sommeil chez les personnes âgées 136

Chapitre 21 : Les effets des médicaments 142

Chapitre 22 : Les troubles liés au travail de nuit 149

Chapitre 23 : Les voyages et le décalage horaire.......... 156

Chapitre 24 : La sieste : Bienfait ou perturbation ? 163

Chapitre 25 : L'hypnose et autres pratiques................. 170

Chapitre 26 : Les techniques de respiration 177

Chapitre 27 : L'importance de la routine 183

Chapitre 28 : Les changements de saison 189

Chapitre 29 : Les méthodes de relaxation mentale 196

Chapitre 30 : Conclusion : Conseils............................. 203

Chapitre 1 : Introduction

Avez-vous déjà ressenti cette sensation désagréable lorsque votre sommeil semble échapper à votre contrôle, laissant votre esprit vagabonder dans un état de semi-conscience, incapable de se reposer pleinement ? Si vous avez déjà rencontré ce problème, vous savez à quel point cela peut être frustrant et perturbant pour votre bien-être global.

Je suis bien consciente des défis que représente un sommeil perturbé, ayant moi-même été confronté à cette réalité. Les nuits agitées, les réveils fréquents et la sensation de fatigue constante peuvent avoir un impact considérable sur notre qualité de vie et notre santé physique et mentale.

Cependant, grâce à une recherche approfondie et à une exploration des dernières avancées en chronobiologie, j'ai finalement réussi à retrouver un sommeil de qualité et réparateur. Les techniques et habitudes que j'ai découvertes m'ont permis de réinitialiser efficacement mon horloge biologique et de retrouver un équilibre dans ma vie quotidienne.

C'est dans le but d'aider d'autres personnes à surmonter les défis liés au sommeil et à retrouver un sommeil bénéfique pour leur santé que j'ai entrepris d'écrire ce livre. "Sommeil Profond : Les Secrets pour Réinitialiser Votre Horloge Biologique" est une compilation de connaissances, de conseils pratiques et de stratégies éprouvées pour optimiser la qualité de votre sommeil et améliorer votre bien-être global.

Au fil des chapitres qui suivent, nous explorerons en détail les différentes facettes du sommeil, de son importance pour la santé à ses liens avec d'autres aspects de notre vie quotidienne. Que vous souffriez d'insomnie chronique, que vous soyez à la recherche de moyens pour mieux gérer votre stress avant le coucher, ou que vous cherchiez simplement à améliorer la qualité de votre sommeil, ce livre est conçu pour vous fournir les outils et les connaissances nécessaires pour atteindre vos objectifs.

Rejoignez-moi dans ce voyage vers un sommeil profond et réparateur, et découvrez les secrets pour réinitialiser votre horloge biologique et retrouver une vitalité et une énergie renouvelées dans votre vie quotidienne.

Chapitre 2 : Les bases du sommeil

Le sommeil est un processus complexe régulé par notre horloge biologique interne, également connue sous le nom de rythme circadien. Comprendre le fonctionnement de cette horloge est essentiel pour appréhender les mécanismes du sommeil et l'impact de son dysfonctionnement sur notre santé.

Le rythme circadien

Le rythme circadien est un cycle biologique d'environ 24 heures qui régule divers processus physiologiques, y compris le sommeil-éveil, la température corporelle, la sécrétion hormonale et la performance cognitive. Cette horloge interne est influencée par des signaux externes tels que la lumière du jour, qui agit comme un synchroniseur principal.

L'horloge biologique

L'horloge biologique est située dans une région du cerveau appelée le noyau suprachiasmatique (NSC) de l'hypothalamus. Ce petit groupe de cellules nerveuses coordonne les signaux circadiens et les transmet à d'autres parties du cerveau et du corps.

Les neurotransmetteurs et hormones impliqués

Plusieurs substances chimiques, telles que la mélatonine, la sérotonine, l'adrénaline et le cortisol, jouent un rôle crucial dans la régulation du sommeil et de l'éveil. La mélatonine, par exemple, est sécrétée par la glande pinéale en réponse à l'obscurité, favorisant ainsi l'endormissement.

Les phases du sommeil

Le sommeil est divisé en plusieurs phases, notamment le sommeil lent (stades NREM) et le sommeil paradoxal (stade REM). Chaque phase est caractérisée par des schémas d'ondes cérébrales spécifiques et des activités physiologiques distinctes.

Les mécanismes de régulation

L'horloge biologique régule la synchronisation des cycles veille-sommeil en coordonnant les signaux neurochimiques et les réponses hormonales. Des perturbations dans ce système peuvent entraîner des troubles du sommeil tels que l'insomnie, l'apnée du sommeil et le syndrome des jambes sans repos.

L'importance de la régularité

Maintenir des habitudes de sommeil régulières est crucial pour maintenir un rythme circadien stable. Des changements soudains dans les horaires de sommeil, tels que ceux associés au travail de nuit ou aux voyages transcontinentaux, peuvent perturber cette régularité et entraîner des conséquences néfastes sur la santé.

Les phases du sommeil en détail

Stade NREM 1 (Somnolence légère) : Ce premier stade marque la transition entre l'éveil et le sommeil. Les ondes cérébrales commencent à ralentir, et les muscles se détendent. Cette phase est souvent accompagnée de sensations de flottement ou de légère somnolence.

Stade NREM 2 (Sommeil léger) : Pendant ce stade, le sommeil devient plus profond, mais il est encore relativement facile à réveiller. Les mouvements oculaires s'arrêtent, et le cerveau commence à produire des rythmes d'ondes cérébrales caractéristiques appelées complexes K.

Stade NREM 3 (Sommeil profond) : Aussi appelé sommeil lent profond, ce stade est le plus réparateur physiquement. Les ondes cérébrales ralentissent considérablement, et il est difficile de réveiller quelqu'un pendant cette phase. C'est à ce moment que le corps se régénère et se répare.

Stade REM (Mouvements oculaires rapides) : Pendant cette phase, le sommeil devient paradoxal car le cerveau est aussi actif que pendant l'éveil. Les muscles sont temporairement paralysés pour éviter de bouger en réponse aux rêves vifs qui se produisent souvent à ce stade. Le sommeil REM est essentiel pour la consolidation de la mémoire et le traitement émotionnel.

Facteurs influençant l'horloge biologique

Lumière et obscurité : La lumière du jour est le principal synchroniseur de l'horloge biologique, signalant au cerveau qu'il est temps de s'éveiller. À l'inverse, l'obscurité stimule la production de mélatonine, une hormone qui favorise le sommeil.

Routine et régularité : Adopter une routine de sommeil cohérente aide à maintenir un rythme circadien stable. Se coucher et se réveiller à la même heure chaque jour peut améliorer la qualité du sommeil et favoriser une meilleure santé générale.

Alimentation et activité physique : Des habitudes alimentaires équilibrées et une activité physique régulière peuvent également influencer l'horloge biologique. Éviter les repas lourds avant le coucher et pratiquer une activité physique modérée peuvent favoriser un sommeil plus réparateur.

Conséquences d'un dysfonctionnement de l'horloge biologique

Troubles du sommeil : Un dérèglement de l'horloge biologique peut entraîner des troubles du sommeil tels que l'insomnie, le syndrome de retard de phase du sommeil (DSPS) ou le travail posté.

Fatigue et somnolence diurne : Les perturbations du sommeil causées par un dysfonctionnement de l'horloge biologique peuvent entraîner une fatigue

excessive pendant la journée, affectant ainsi la concentration, la productivité et la qualité de vie.

Problèmes de santé : Des recherches ont montré que des perturbations chroniques de l'horloge biologique sont associées à un risque accru de développer des problèmes de santé tels que l'obésité, le diabète, les maladies cardiovasculaires et les troubles métaboliques.

Stratégies pour optimiser l'horloge biologique

Exposition à la lumière naturelle : Passer du temps à l'extérieur pendant la journée et s'exposer à la lumière naturelle peut aider à réguler l'horloge biologique et à améliorer la qualité du sommeil.

Maintien d'une routine de sommeil cohérente : Se coucher et se réveiller à la même heure chaque jour, même les week-ends, peut aider à stabiliser l'horloge biologique et à favoriser un sommeil de meilleure qualité.

Éviter les stimulants avant le coucher : Limiter la consommation de caféine, d'alcool et de nicotine dans les heures précédant le coucher peut favoriser un endormissement plus facile et un sommeil plus réparateur.

Créer un environnement propice au sommeil : Assurer une chambre sombre, calme et fraîche peut favoriser un sommeil profond et ininterrompu en minimisant les distractions et les perturbations environnementales.

Conclusion

Comprendre le fonctionnement de l'horloge biologique est essentiel pour optimiser notre sommeil et notre bien-être général. En adoptant des stratégies pour réguler notre rythme circadien et favoriser un sommeil de qualité, nous pouvons améliorer notre santé physique, mentale et émotionnelle à long terme.

Chapitre 3 : Les différents stades du sommeil

Le sommeil est un processus complexe composé de plusieurs stades distincts, chacun caractérisé par des schémas d'ondes cérébrales spécifiques et des activités physiologiques uniques. Comprendre ces différents stades est essentiel pour évaluer la qualité et la profondeur du sommeil d'une personne.

Stade NREM 1 : Somnolence légère

Le premier stade du sommeil est marqué par une transition entre l'éveil et le sommeil. Pendant cette phase, les ondes cérébrales commencent à ralentir, et les muscles se détendent progressivement. Les personnes peuvent éprouver des sensations de flottement ou de légère somnolence pendant ce stade, et elles sont facilement réveillables.

Stade NREM 2 : Sommeil léger

Au cours du deuxième stade, le sommeil devient plus profond, mais il reste relativement facile à réveiller. Les mouvements oculaires s'arrêtent, et le cerveau commence à produire des rythmes d'ondes cérébrales caractéristiques appelés complexes K. C'est pendant ce stade que la majeure partie du sommeil se produit.

Stade NREM 3 : Sommeil profond

Le stade NREM 3, également connu sous le nom de sommeil lent profond, est le plus réparateur physiquement. Pendant cette phase, les ondes cérébrales ralentissent considérablement, et il est difficile de réveiller quelqu'un. C'est à ce moment que le corps se régénère et se répare, favorisant la croissance et la réparation des tissus, ainsi que la consolidation de la mémoire.

Stade REM : Mouvements oculaires rapides

Le sommeil paradoxal, ou stade REM, est caractérisé par une activité cérébrale intense similaire à celle de l'éveil. Bien que les muscles soient temporairement paralysés pour éviter les mouvements pendant le sommeil, le cerveau est aussi actif que pendant la journée. C'est pendant cette phase que la plupart des rêves vivaces se produisent, et le sommeil REM est essentiel pour la consolidation de la mémoire et le traitement émotionnel.

Importance de chaque stade pour la santé

Chaque stade du sommeil joue un rôle crucial dans le maintien de la santé physique, mentale et émotionnelle. Voici comment chaque stade contribue à notre bien-être :

Stade NREM 1 : Bien que ce soit un stade de sommeil léger, le stade NREM 1 est important car il marque le début du processus de sommeil et permet au corps de se détendre progressivement.

Stade NREM 2 : Ce stade représente la majeure partie du sommeil et est essentiel pour la récupération physique et mentale. Pendant le stade NREM 2, le corps effectue des processus de maintenance et de réparation, tels que la croissance cellulaire et la consolidation de la mémoire.

Stade NREM 3 : Le sommeil profond est vital pour la récupération physique. Pendant cette phase, le corps libère des hormones de croissance qui favorisent la réparation des tissus musculaires et la régénération cellulaire. Un sommeil insuffisant dans ce stade peut entraîner une fatigue chronique et une altération de la fonction immunitaire.

Stade REM : Bien que plus court que les stades NREM, le sommeil REM est crucial pour la santé mentale et émotionnelle. Pendant cette phase, le cerveau traite les émotions et consolide les souvenirs, ce qui contribue à un fonctionnement cognitif optimal et à un bien-être émotionnel.

Facteurs influençant la répartition des stades du sommeil

Plusieurs facteurs peuvent affecter la répartition des différents stades du sommeil, notamment l'âge, le sexe, les habitudes de vie et les troubles médicaux. Par exemple, les nouveau-nés passent la majeure partie de leur temps de sommeil dans le sommeil

REM, tandis que les adultes ont une proportion plus équilibrée entre les stades NREM et REM.

Facteurs influençant la durée et la répartition des stades du sommeil

Âge : La répartition des stades du sommeil varie tout au long de la vie. Les nourrissons et les jeunes enfants passent plus de temps dans le sommeil REM, tandis que les adultes ont une proportion plus équilibrée entre les stades NREM et REM. Avec l'âge, la quantité de sommeil profond diminue, ce qui peut contribuer à des troubles du sommeil chez les personnes âgées.

Sexe : Des différences de genre peuvent également affecter la répartition des stades du sommeil. Par exemple, les femmes ont tendance à passer plus de temps dans le sommeil paradoxal que les hommes, ce qui peut être lié aux fluctuations hormonales tout au long du cycle menstruel et de la ménopause.

Habitudes de vie : Des facteurs tels que l'exposition à la lumière, les horaires de sommeil irréguliers, la consommation d'alcool, de caféine ou de médicaments peuvent influencer la durée et la qualité du sommeil. Adopter une hygiène de sommeil saine peut aider à optimiser la répartition des stades du sommeil.

Troubles médicaux : Des troubles médicaux tels que l'apnée du sommeil, le syndrome des jambes sans repos et les troubles du rythme circadien peuvent perturber la répartition normale des stades du sommeil. Un traitement approprié de ces troubles est crucial pour restaurer un sommeil sain et réparateur.

Conséquences d'un sommeil insuffisant

Un sommeil insuffisant ou de mauvaise qualité peut avoir de graves conséquences sur la santé et le bien-être. Parmi les effets négatifs potentiels, on trouve :

Une altération de la cognition et des fonctions cognitives.

Un risque accru de maladies chroniques telles que l'obésité, le diabète et les maladies cardiovasculaires.

Une diminution de l'immunité et une susceptibilité accrue aux infections.

Une augmentation du risque de troubles de l'humeur tels que la dépression et l'anxiété.

Conclusion

La compréhension des différents stades du sommeil est essentielle pour évaluer la qualité et la profondeur du sommeil d'une personne. Chaque stade joue un rôle unique dans la récupération physique, mentale et émotionnelle, et leur répartition équilibrée est cruciale pour un sommeil réparateur et bénéfique pour la santé.

Des facteurs tels que l'âge, le sexe, les habitudes de vie et les troubles médicaux peuvent influencer la répartition des stades du sommeil. Il est donc important d'adopter des stratégies pour favoriser un sommeil de qualité, y compris maintenir une hygiène de sommeil saine, éviter les perturbateurs du sommeil et traiter les troubles médicaux sous-jacents.

Un sommeil insuffisant ou de mauvaise qualité peut entraîner des conséquences néfastes sur la santé et le bien-être à long terme. En comprenant les mécanismes du sommeil et en adoptant des comportements favorables au sommeil, nous pouvons améliorer notre qualité de vie, notre santé physique et mentale, et notre fonctionnement quotidien.

Dans les chapitres suivants, nous explorerons en détail les facteurs influençant la qualité du sommeil, les troubles du sommeil courants et les stratégies pour améliorer la qualité du sommeil et promouvoir un bien-être optimal.

Chapitre 4 : Les facteurs influençant le sommeil

Le sommeil est influencé par une multitude de facteurs, tant internes qu'externes. Comprendre ces facteurs est essentiel pour identifier les obstacles potentiels à un sommeil réparateur et pour adopter des stratégies visant à améliorer sa qualité.

Facteurs internes

Rythme circadien : Notre horloge biologique interne joue un rôle majeur dans la régulation du sommeil. Des perturbations dans ce rythme, telles que le décalage horaire ou le travail de nuit, peuvent entraîner des troubles du sommeil.

Hormones : La sécrétion d'hormones telles que la mélatonine et le cortisol est étroitement liée au cycle veille-sommeil. Des déséquilibres hormonaux peuvent perturber ce cycle et affecter la qualité du sommeil.

État de santé : Des conditions médicales telles que l'insomnie, l'apnée du sommeil, le syndrome des jambes sans repos et les troubles psychiatriques peuvent avoir un impact significatif sur le sommeil.

Facteurs externes

Environnement de sommeil : Des éléments tels que la luminosité, la température, le bruit et le confort du lit peuvent influencer notre capacité à s'endormir et à rester endormi.

Habitudes de vie : Des comportements tels que la consommation de caféine, d'alcool, de nicotine et l'utilisation d'écrans électroniques avant le coucher peuvent perturber le sommeil.

Stress et anxiété : Le stress quotidien et les préoccupations peuvent entraîner des difficultés d'endormissement et des réveils nocturnes, affectant ainsi la qualité globale du sommeil.

Facteurs comportementaux

Hygiène de sommeil : Adopter une hygiène de sommeil saine, y compris des routines de coucher régulières, des environnements de sommeil confortables et des activités relaxantes avant le coucher, peut favoriser un sommeil réparateur.

Activité physique : L'exercice régulier peut améliorer la qualité du sommeil en favorisant la relaxation et en régulant les cycles veille-sommeil.

Alimentation : Des choix alimentaires sains et une alimentation équilibrée peuvent également influencer le sommeil. Éviter les repas lourds et riches en gras avant le coucher peut favoriser un sommeil plus paisible.

Troubles du sommeil courants

Insomnie : Caractérisée par des difficultés à s'endormir ou à rester endormi, l'insomnie peut être causée par le stress, l'anxiété, les habitudes de sommeil irrégulières ou des conditions médicales sous-jacentes.

Apnée du sommeil : Ce trouble se manifeste par des pauses respiratoires pendant le sommeil, souvent accompagnées de ronflements forts. L'apnée du sommeil peut entraîner une somnolence diurne excessive et des complications cardiovasculaires à long terme.

Syndrome des jambes sans repos (SJSR) : Caractérisé par des sensations désagréables dans les jambes pendant le repos, le SJSR peut interférer avec l'endormissement et perturber le sommeil nocturne.

Troubles du rythme circadien : Des décalages dans le rythme circadien, tels que le syndrome du décalage horaire ou le travail de nuit, peuvent entraîner des troubles du sommeil et des perturbations dans le fonctionnement quotidien.

Stratégies pour améliorer la qualité du sommeil

Adopter une routine de sommeil régulière : Se coucher et se réveiller à la même heure chaque jour, même les week-ends, peut aider à réguler l'horloge biologique et à favoriser un sommeil de meilleure qualité.

Créer un environnement de sommeil propice : Assurer une chambre sombre, calme et fraîche peut favoriser un sommeil réparateur en minimisant les distractions et les perturbations environnementales.

Pratiquer la relaxation et la méditation : Des techniques de relaxation telles que la respiration profonde, la méditation et le yoga peuvent aider à réduire le stress et à favoriser un endormissement plus rapide.

Éviter les stimulants avant le coucher : Limiter la consommation de caféine, d'alcool et de nicotine dans les heures précédant le coucher peut favoriser un sommeil plus paisible.

Consulter un professionnel de la santé : En cas de troubles du sommeil persistants, il est important de consulter un médecin ou un spécialiste du sommeil pour évaluer et traiter tout problème sous-jacent.

Maintenir une activité physique régulière : L'exercice régulier peut favoriser un sommeil plus profond et réparateur en réduisant le stress et en favorisant la relaxation musculaire. Cependant, il est important de ne pas faire d'exercice intense juste avant le coucher, car cela peut avoir l'effet contraire.

Établir une routine de relaxation avant le coucher : Des activités relaxantes telles que la lecture, la méditation, le bain chaud ou l'écoute de musique douce peuvent aider à préparer le corps et l'esprit au sommeil. Évitez les stimuli visuels et électroniques excitants, comme les écrans d'ordinateur ou de téléphone, au moins une heure avant le coucher.

Gérer le stress et l'anxiété : Apprendre des techniques de gestion du stress telles que la respiration profonde, la visualisation positive et la pleine conscience peut aider à réduire les niveaux de stress et à favoriser un sommeil plus paisible. Si le stress ou l'anxiété interfèrent régulièrement avec votre sommeil, envisagez de consulter un professionnel de la santé mentale pour obtenir un soutien supplémentaire.

Éviter les siestes excessives pendant la journée : Bien que les siestes occasionnelles puissent être bénéfiques, des siestes trop longues ou trop fréquentes peuvent perturber le rythme veille-sommeil naturel et rendre plus difficile l'endormissement la nuit.

Conclusion

La qualité du sommeil est influencée par une multitude de facteurs, tant internes qu'externes. Comprendre ces facteurs est essentiel pour identifier les obstacles potentiels à un sommeil réparateur et pour adopter des stratégies visant à l'améliorer.

En prenant des mesures pour réguler votre rythme circadien, créer un environnement de sommeil propice, adopter une hygiène de sommeil saine et gérer le stress et l'anxiété, vous pouvez favoriser un sommeil de meilleure qualité et améliorer votre bien-être global.

Il est également important de reconnaître l'importance de consulter un professionnel de la santé en cas de troubles du sommeil persistants. Un médecin ou un spécialiste du sommeil peut vous aider à évaluer et à traiter tout problème sous-jacent, vous permettant ainsi de retrouver un sommeil réparateur et de promouvoir une meilleure santé globale.

En mettant en œuvre ces stratégies dans votre vie quotidienne, vous pouvez prendre le contrôle de votre sommeil et vous diriger vers un repos plus profond, plus réparateur et plus revitalisant.

Chapitre 5 : Les conséquences d'un sommeil insuffisant

Dormir n'est pas seulement une pause bienvenue après une longue journée, c'est une fonction essentielle pour notre bien-être physique, mental et émotionnel. Un sommeil insuffisant, par sa quantité ou sa qualité, peut entraîner des répercussions significatives et parfois graves sur notre santé. Dans ce chapitre, nous allons explorer les différentes façons dont un manque de sommeil affecte notre corps et notre esprit, soulignant l'importance vitale d'un sommeil réparateur.

Impact sur la santé physique

Le sommeil joue un rôle crucial dans la régénération cellulaire, la régulation hormonale, et le soutien des fonctions cardiaques et métaboliques. Lorsque nous ne dormons pas assez, notre corps ne peut pas effectuer ces processus essentiels de manière optimale.

Système immunitaire : Le sommeil insuffisant affaiblit notre système immunitaire, nous rendant plus susceptibles aux infections et maladies. Des études ont montré que les personnes qui dorment moins de sept heures par nuit ont un risque accru de développer un rhume comparativement à celles qui dorment huit heures ou plus.

Risques cardiovasculaires : Un manque de sommeil peut conduire à une augmentation de la pression artérielle, un taux de cholestérol élevé, et une augmentation du risque de maladies cardiovasculaires. La privation de sommeil augmente également les niveaux de substances chimiques associées à l'inflammation, ce qui peut contribuer au durcissement des artères (athérosclérose).

Régulation du poids et métabolisme : Le sommeil influence la régulation de la faim et de la satiété par les hormones ghréline et leptine. Un sommeil insuffisant perturbe cette régulation, augmentant l'appétit et le désir pour des aliments riches en calories et en glucides, ce qui peut mener à une prise de poids.

Effets sur la santé mentale
La relation entre le sommeil et la santé mentale est complexe et bidirectionnelle. Non seulement le stress et l'anxiété peuvent perturber le sommeil, mais un sommeil insuffisant peut également exacerber ou contribuer à des troubles mentaux.

Humeur et émotions : La privation de sommeil affecte notre capacité à réguler nos émotions et notre humeur. Cela peut se traduire par une irritabilité accrue, une patience réduite, et dans certains cas, des symptômes dépressifs.

Fonction cognitive et performance : Le sommeil est essentiel pour la cognition, la concentration, la productivité et les performances. Un manque de sommeil nuit à ces capacités, réduisant la mémoire, l'attention et la vitesse de traitement de l'information. Sur le long terme, cela peut également augmenter le risque de développer des maladies neurodégénératives comme la maladie d'Alzheimer.

Effets sur la qualité de vie

Le sommeil insuffisant ne se limite pas à des impacts physiques et mentaux ; il touche également notre qualité de vie quotidienne.

Sécurité : La somnolence au volant est une cause majeure d'accidents de la route. Le manque de sommeil peut être comparé à l'ivresse en termes d'effet sur la concentration et le temps de réaction.

Relations sociales : La fatigue et l'irritabilité dues à un mauvais sommeil peuvent nuire à nos interactions sociales, affectant nos relations avec les amis, la famille et les collègues.

Productivité et performances professionnelles : Un sommeil insuffisant peut entraîner une baisse de la productivité, une augmentation des erreurs et une incapacité à se concentrer, ce qui affecte les performances professionnelles.

Impact sur les fonctions cognitives et la prise de décision

Un sommeil insuffisant a un effet délétère sur notre capacité à penser, à apprendre et à prendre des décisions. Le manque de sommeil perturbe les processus cognitifs de plusieurs manières, affectant la concentration, la vigilance, le raisonnement, et la résolution de problèmes.

Cette altération des fonctions cognitives peut entraîner des conséquences sérieuses, non seulement dans notre vie personnelle, en augmentant le risque d'accidents, mais également dans notre vie professionnelle, en diminuant notre efficacité et notre productivité.

Effets sur l'appétit et le métabolisme

Le sommeil régule les hormones qui contrôlent notre appétit, la ghréline et la leptine. La ghréline stimule l'appétit, tandis que la leptine contribue à la sensation de satiété. Lorsque nous ne dormons pas assez, le niveau de ghréline augmente tandis que celui de leptine diminue, ce qui entraîne une augmentation de l'appétit et une préférence pour les aliments riches en calories, en sucre et en graisses.

Ce déséquilibre hormonal peut mener à une prise de poids et à long terme, favoriser l'apparition de maladies métaboliques comme le diabète de type 2.

Détérioration de la santé mentale

Le lien entre le sommeil et la santé mentale est bien établi. Le manque de sommeil peut exacerber les symptômes de nombreux troubles psychiatriques, y compris la dépression et l'anxiété.

De plus, une privation chronique de sommeil est associée à un risque accru de développer de nouveaux problèmes de santé mentale. Le sommeil réparateur joue un rôle crucial dans la régulation de nos émotions, et son absence peut rendre plus difficile la gestion du stress et des émotions négatives.

Risques accrus pour la santé physique

Outre les effets sur le métabolisme et l'immunité, le sommeil insuffisant est également lié à des risques accrus de conditions médicales sérieuses, telles que les maladies cardiovasculaires, l'hypertension, et certains cancers.

Le sommeil joue un rôle essentiel dans la réparation et le renouvellement des cellules du cœur et des vaisseaux sanguins. Une privation de sommeil chronique peut entraîner une inflammation chronique et des changements dans la manière dont le corps gère les lipides et le glucose, contribuant ainsi à l'augmentation du risque de ces maladies.

Répercussions sociales et relationnelles

Les conséquences d'un sommeil insuffisant ne se limitent pas à l'individu mais s'étendent également à ses relations avec les autres. La fatigue et l'irritabilité résultant d'un mauvais sommeil peuvent nuire à la communication et à l'interaction sociale, affectant ainsi les relations familiales, amicales, et professionnelles. De plus, la capacité réduite à gérer le stress et les émotions peut entraîner des conflits et une détérioration de la qualité des relations.

Altération de la fonction immunitaire

L'un des effets les moins visibles mais les plus critiques d'un sommeil insuffisant est l'affaiblissement de notre système immunitaire. Pendant le sommeil, notre corps produit des cytokines, des protéines qui aident à combattre l'infection et l'inflammation.

Une privation de sommeil diminue la production de ces protéines essentielles et réduit l'efficacité des anticorps et des cellules immunitaires. Cela nous rend non seulement plus vulnérables aux infections courantes, comme le rhume, mais peut aussi affecter la réponse vaccinale, rendant les vaccins moins efficaces.

Impact sur la longévité

Des recherches ont également montré que le sommeil insuffisant peut avoir un impact direct sur notre longévité. Les études épidémiologiques ont relié une durée de sommeil courte à une augmentation de la mortalité toutes causes confondues. Bien que les mécanismes exacts restent à élucider, les effets cumulatifs du sommeil insuffisant sur le cœur, le métabolisme, et le système immunitaire sont des facteurs contributifs probables.

Détérioration de la performance physique

Pour les athlètes ou toute personne engagée dans une activité physique régulière, un sommeil de qualité est essentiel pour la récupération, la performance, et la réduction du risque de blessure.

Le sommeil insuffisant peut diminuer la tolérance à l'exercice, réduire la réponse anabolique à l'entraînement de force, altérer la fonction métabolique et augmenter la perception de l'effort. Ceci est particulièrement critique pour les athlètes de haut niveau, où la compétition repose souvent sur des marges de performance très fines.

Conséquences comportementales chez les enfants et les adolescents

Chez les enfants et les adolescents, les effets d'un sommeil insuffisant peuvent être particulièrement prononcés et inclure des troubles comportementaux, des difficultés d'apprentissage, et une prédisposition à l'obésité.

Le sommeil joue un rôle crucial dans le développement cérébral et les enfants qui ne dorment pas assez peuvent rencontrer des problèmes de concentration, d'hyperactivité, et d'impulsivité.

De plus, le manque de sommeil peut affecter leur croissance physique, car c'est pendant les phases de sommeil profond que l'hormone de croissance est sécrétée.

Solutions et stratégies d'amélioration du sommeil

Face aux nombreuses conséquences d'un sommeil insuffisant, il est primordial de rechercher des solutions pour améliorer la qualité et la quantité du sommeil.

Cela peut inclure l'établissement d'une routine de coucher régulière, la limitation de l'exposition à la lumière bleue des écrans avant le coucher, l'amélioration de l'environnement de sommeil (par exemple, en réduisant le bruit et en optimisant la température de la chambre), et la pratique d'activités relaxantes avant le coucher, comme la lecture ou les étirements légers.

En cas de troubles du sommeil persistants, il est conseillé de consulter un professionnel de santé.

Des approches telles que la thérapie cognitivo-comportementale pour l'insomnie (TCC-I) ont démontré leur efficacité pour aider les individus à retrouver des habitudes de sommeil saines sans nécessairement recourir à des médicaments.

Conclusion

L'importance du sommeil pour notre santé et notre bien-être ne peut être sous-estimée. En reconnaissant et en abordant les impacts négatifs d'un sommeil insuffisant, nous pouvons prendre des mesures significatives pour améliorer notre qualité de vie.

Un engagement envers de meilleures habitudes de sommeil est un investissement dans notre santé à long terme, améliorant tout, de notre fonction immunitaire à notre humeur et à notre longévité.

Chapitre 6 : Les bienfaits du sommeil sur le physique

Le sommeil profond, souvent qualifié de réparateur, constitue une phase cruciale du cycle de sommeil. Pendant cette période, notre corps effectue plusieurs fonctions essentielles à la régénération et à la réparation, influençant profondément notre santé physique.

Les bienfaits du sommeil profond englobent une vaste gamme d'effets positifs, depuis la consolidation de la mémoire et l'apprentissage jusqu'à la réparation des tissus et la régulation des hormones.

Régénération cellulaire et réparation tissulaire

Pendant le sommeil profond, notre corps entre dans un état de réparation intense. La production d'hormones de croissance atteint son pic, stimulant la régénération cellulaire et la réparation des tissus. Cette phase est cruciale pour la récupération musculaire après l'exercice, aidant les athlètes et les individus actifs à se remettre de la fatigue musculaire et à prévenir les blessures.

De plus, la réparation tissulaire n'est pas limitée aux muscles ; elle s'étend également aux organes et aux tissus vitaux, contribuant à maintenir le corps en bonne santé et fonctionnel.

Renforcement du système immunitaire

Le sommeil profond joue un rôle primordial dans le soutien de notre système immunitaire. Durant cette phase, le corps optimise la production de cytokines, des protéines qui servent de messagers dans le système immunitaire, aidant à combattre les infections et l'inflammation.

Une bonne quantité de sommeil profond peut donc rendre le corps plus résilient face aux virus et aux bactéries, réduisant le risque de maladies et d'infections.

Régulation hormonale

Le sommeil influence la sécrétion de plusieurs hormones clés, dont la leptine et la ghréline, qui contrôlent la sensation de faim et de satiété. Un sommeil profond et de qualité aide à maintenir l'équilibre de ces hormones, prévenant ainsi la suralimentation et le gain de poids.

De plus, le sommeil régule la production d'insuline, l'hormone qui contrôle le niveau de glucose dans le sang. Un sommeil profond suffisant peut donc aider à prévenir les fluctuations extrêmes de la glycémie, réduisant le risque de diabète de type 2.

Amélioration de la santé cardiovasculaire

Le sommeil a un effet profond sur la santé cardiovasculaire. Pendant le sommeil profond, le rythme cardiaque et la pression artérielle baissent, offrant un répit au système cardiovasculaire.

Cette réduction de la pression sur le cœur et les vaisseaux sanguins pendant la nuit contribue à prévenir les maladies cardiovasculaires, y compris l'hypertension, les crises cardiaques et les accidents vasculaires cérébraux.

Soutien à la gestion du poids

Les recherches suggèrent que le sommeil profond peut aider à réguler le poids corporel. En plus de réguler les hormones de la faim, le sommeil influence également le métabolisme.

Un sommeil profond et de qualité aide à maintenir un métabolisme sain, facilitant la combustion des calories et prévenant l'accumulation de graisse. Par conséquent, le sommeil peut être un allié précieux dans la gestion du poids et la prévention de l'obésité.

Réduction du stress et de l'inflammation

Le sommeil profond a un effet bénéfique sur la réduction du stress et de l'inflammation dans le corps. Pendant le sommeil, le système nerveux parasympathique, responsable de la réponse de relaxation du corps, devient plus actif, aidant à réduire les niveaux de stress et d'inflammation. Cette diminution du stress et de l'inflammation est essentielle non seulement pour la santé physique mais aussi pour le bien-être mental, car elle peut réduire le risque de conditions telles que la dépression et l'anxiété.

En considérant l'ensemble de ces bienfaits, il devient évident que le sommeil profond est fondamental pour maintenir et améliorer notre santé physique. Un investissement dans des habitudes de sommeil saines est donc un investissement dans notre bien-être global, avec des retombées positives sur presque tous les aspects de notre santé.

Optimisation des fonctions cérébrales

Le sommeil profond joue un rôle indispensable dans le maintien et l'amélioration des fonctions cérébrales. Bien que cet aspect soit souvent associé à la santé mentale et cognitive, il a également des implications profondes sur la santé physique.

Durant le sommeil profond, le cerveau élimine les toxines accumulées pendant la journée, un processus crucial pour prévenir les maladies neurodégénératives comme la maladie d'Alzheimer et la démence.

De plus, cette phase de nettoyage cérébral favorise la consolidation de la mémoire et l'apprentissage, renforçant les connexions neuronales et facilitant l'acquisition de nouvelles compétences et connaissances.

Amélioration de la régulation thermique

Le sommeil profond contribue à la régulation optimale de la température corporelle. Cette phase permet au corps de reposer et de réajuster son système de régulation thermique, essentiel pour maintenir un équilibre et une fonctionnement physiologique optimal.

Une bonne régulation de la température corporelle pendant le sommeil aide à prévenir les maladies et à maintenir un métabolisme efficace, contribuant ainsi à une meilleure santé globale.

Facilitation de la croissance et du développement

Chez les enfants et les adolescents, le sommeil profond est d'autant plus crucial, car il est étroitement lié à la croissance physique. Comme mentionné précédemment, c'est durant le sommeil profond que l'hormone de croissance est principalement libérée.

Cette hormone est vitale pour le développement des os, des muscles et des tissus, ainsi que pour la réparation cellulaire. Un sommeil insuffisant pendant ces années critiques peut donc entraver la croissance et le développement normal.

Amélioration de la fonction sexuelle

Un avantage moins souvent discuté du sommeil profond est son impact positif sur la fonction sexuelle. Le sommeil influence les niveaux d'hormones sexuelles, comme la testostérone chez les hommes et l'équilibre hormonal chez les femmes, qui jouent tous deux un rôle crucial dans la libido et la santé sexuelle globale. Un sommeil de qualité et suffisant peut ainsi aider à maintenir une vie sexuelle saine et épanouie.

Réduction du risque de maladies chroniques

Le bénéfice cumulatif du sommeil profond sur le métabolisme, le système cardiovasculaire, le système immunitaire et le système nerveux contribue à réduire le risque de nombreuses maladies chroniques.

En soutenant ces systèmes vitaux, le sommeil profond joue un rôle préventif contre des conditions telles que les maladies cardiaques, le diabète, l'hypertension, et certaines formes de cancer. La prévention de ces maladies chroniques est essentielle pour une longévité accrue et une meilleure qualité de vie.

Soutien à la récupération post-opératoire et à la guérison

Enfin, le sommeil profond est essentiel pour les personnes se remettant d'une intervention chirurgicale ou guérissant d'une maladie. Durant cette phase de sommeil, le corps concentre ses ressources sur la guérison et la récupération, accélérant le processus de rétablissement. Une bonne qualité de sommeil après une opération ou pendant une maladie peut donc significativement influencer la vitesse et l'efficacité de la guérison.

Soutien à la détoxification cérébrale

Une fonction moins connue mais tout aussi cruciale du sommeil profond est son rôle dans le processus de détoxification cérébrale. Le système glymphatique, plus actif pendant le sommeil, permet l'élimination des déchets métaboliques accumulés dans le cerveau au cours de la journée.

Ce mécanisme de nettoyage est essentiel pour prévenir l'accumulation de protéines toxiques associées aux maladies neurodégénératives, telles que la maladie d'Alzheimer. Ainsi, un sommeil profond adéquat est fondamental pour maintenir une fonction cérébrale optimale et prévenir le déclin cognitif.

Réduction de l'inflammation systémique

Le sommeil profond joue un rôle significatif dans la réduction de l'inflammation systémique, un facteur de risque pour de nombreuses maladies chroniques. Pendant le sommeil, la production de cytokines anti-inflammatoires augmente, aidant à moduler les réponses inflammatoires du corps.

Cette régulation est cruciale pour prévenir les maladies inflammatoires chroniques, telles que les maladies cardiovasculaires, le diabète de type 2, et certaines formes de cancer.

Amélioration de la santé respiratoire

Une bonne qualité de sommeil profond est également bénéfique pour la santé respiratoire. En facilitant des schémas respiratoires réguliers et profonds, le sommeil profond peut aider à prévenir les troubles respiratoires du sommeil, tels que l'apnée du sommeil, et améliorer la fonction pulmonaire globale. Par conséquent, optimiser le sommeil profond peut être particulièrement bénéfique pour les personnes souffrant de conditions respiratoires chroniques, telles que l'asthme ou la BPCO (bronchopneumopathie chronique obstructive).

Impact sur la santé digestive

Bien que moins évident, le lien entre le sommeil profond et la santé digestive est significatif. Un sommeil adéquat aide à réguler les hormones affectant la motilité gastro-intestinale et l'appétit, telles que la ghréline et la leptine, ce qui peut favoriser une digestion plus efficace et prévenir les troubles digestifs.

De plus, le sommeil a un effet modulateur sur le microbiome intestinal, ce qui peut influencer positivement la santé gastro-intestinale et l'immunité.

Rôle dans la santé reproductive

Le sommeil profond exerce une influence notable sur la santé reproductive, tant chez les hommes que chez les femmes. Chez les hommes, une bonne qualité de sommeil est associée à des niveaux plus élevés de testostérone, essentiels à la santé reproductive.

Chez les femmes, le sommeil régule les hormones liées au cycle menstruel et à la fertilité. Ainsi, maintenir un schéma de sommeil sain peut soutenir la santé reproductive et contribuer à une meilleure santé générale.

Conclusion

La portée des bienfaits du sommeil profond sur la santé physique est vaste et profonde, touchant pratiquement tous les aspects de notre bien-être. De la régénération cellulaire à la santé reproductive, le rôle du sommeil dans le maintien de notre santé est indéniable.

Alors que nous continuons à découvrir les liens entre le sommeil et la santé, il devient évident que prioriser un sommeil profond et réparateur est une stratégie clé pour optimiser notre santé et améliorer notre qualité de vie. En adoptant des habitudes de sommeil saines et en reconnaissant l'importance du sommeil dans notre bien-être global, nous pouvons prendre des mesures significatives vers une vie plus saine et plus épanouie.

Chapitre 7 : Les bienfaits du sommeil sur le mentale

Le sommeil profond joue un rôle essentiel non seulement dans notre santé physique mais aussi dans notre bien-être mental. Ce chapitre explore comment un sommeil profond et réparateur peut influencer positivement notre santé mentale, en mettant en lumière les mécanismes par lesquels le sommeil interagit avec notre cerveau et notre psyché.

Amélioration de la santé émotionnelle et de la résilience

Un sommeil profond contribue à réguler nos émotions. Pendant le sommeil, le cerveau traite et modère les expériences émotionnelles de la journée. Cette régulation est cruciale pour notre bien-être mental, car elle nous aide à gérer le stress, l'anxiété et la dépression.

Un sommeil profond permet une meilleure régulation de l'humeur et augmente notre résilience face aux défis quotidiens, nous rendant moins susceptibles de réagir négativement aux stress quotidiens.

Réduction du stress et de l'anxiété

Le sommeil profond a un effet calmant sur notre système nerveux central, contribuant à diminuer les niveaux de stress et d'anxiété. Durant le sommeil profond, la production de cortisol, souvent appelée l'hormone du stress, diminue, tandis que la régulation des neurotransmetteurs qui favorisent le bien-être, comme la sérotonine et la dopamine, est optimisée. Cette régulation hormonale et neurochimique est fondamentale pour maintenir une santé mentale équilibrée.

Amélioration de la concentration et de la cognition

Un sommeil profond joue un rôle vital dans le fonctionnement cognitif. Il contribue à la consolidation de la mémoire, à l'apprentissage et à la capacité de concentration. Pendant le sommeil, le cerveau organise et intègre les informations nouvelles, un processus essentiel pour l'apprentissage et la mémoire.

De plus, un sommeil réparateur permet de se réveiller avec un esprit clair, améliorant la prise de décision, la résolution de problèmes et la créativité.

Prévention des troubles mentaux

Les recherches suggèrent qu'un sommeil profond et de qualité peut jouer un rôle préventif contre le développement de certains troubles mentaux, comme la dépression et l'anxiété.

Le sommeil aide à réguler les substances chimiques dans le cerveau qui sont directement liées à notre humeur et à notre émotion, fournissant un effet protecteur contre les fluctuations extrêmes qui pourraient conduire à des troubles de l'humeur.

Consolidation de la mémoire et apprentissage

Le sommeil profond est essentiel pour la consolidation de la mémoire, le processus par lequel les souvenirs à court terme sont transformés en souvenirs à long terme. Cette phase du sommeil permet au cerveau de trier et de stocker les informations, les rendant plus accessibles pour une utilisation future.

Cela est particulièrement important pour l'apprentissage, car cela nous permet de retenir de nouvelles informations et compétences.

Réduction du risque de maladies neurodégénératives

Bien que ce soit un domaine de recherche en développement, il existe des preuves que le sommeil profond peut réduire le risque de maladies neurodégénératives, telles que la maladie d'Alzheimer.

Durant le sommeil profond, le cerveau élimine les protéines bêta-amyloïdes, un facteur contributif à la maladie d'Alzheimer. Ce processus de nettoyage pourrait donc jouer un rôle dans la prévention ou le ralentissement de la progression de ces maladies.

Renforcement du système immunitaire

Bien que principalement lié à la santé physique, le renforcement du système immunitaire a également un impact significatif sur la santé mentale.

Un système immunitaire fort contribue à un sentiment général de bien-être et d'énergie, réduisant le sentiment de fatigue et de malaise qui peut affecter notre humeur et notre état mental.

Impact sur les rêves et le traitement émotionnel

Le sommeil profond, et en particulier la phase REM qui est riche en rêves, joue un rôle dans le traitement émotionnel. Les rêves peuvent aider à traiter et à faire sens des émotions et des expériences vécues pendant la journée, offrant une forme de thérapie nocturne qui contribue à notre santé mentale globale.

En intégrant ces aspects dans notre compréhension du sommeil profond, il devient évident que la qualité de notre sommeil est intrinsèquement liée à notre santé mentale.

En favorisant un sommeil profond et réparateur, nous pouvons améliorer significativement notre bien-être mental, notre résilience face au stress et notre capacité à naviguer dans la complexité de nos vies quotidiennes.

Amélioration de la régulation émotionnelle

Le sommeil profond joue un rôle crucial dans notre capacité à réguler nos émotions. Durant le sommeil, notre cerveau traite et gère les émotions vécues pendant la journée, une fonction essentielle pour notre bien-être émotionnel.

Cette régulation aide à maintenir un équilibre émotionnel, réduisant la susceptibilité aux réactions émotionnelles excessives ou inappropriées. La capacité à gérer efficacement les émotions est fondamentale pour le maintien de relations saines et pour la navigation dans les défis de la vie quotidienne.

Contribution à la résilience psychologique

Le sommeil profond renforce la résilience psychologique, notre capacité à rebondir face à l'adversité. Un sommeil de qualité nous aide à rester mentalement et émotionnellement forts face aux défis, améliorant notre capacité à résoudre les problèmes et à faire face au stress. Cette résilience est cruciale pour surmonter les périodes difficiles et pour le développement personnel.

Diminution du risque de burnout

Le burnout, un état d'épuisement émotionnel, physique et mental causé par un stress chronique, est une préoccupation croissante dans le monde moderne. Le sommeil profond peut jouer un rôle protecteur contre le burnout en réduisant les effets du stress quotidien.

En favorisant la récupération et la régénération pendant le sommeil, nous pouvons prévenir l'accumulation de fatigue et maintenir un niveau d'énergie et de bien-être mental optimal.

Influence sur la créativité et la pensée innovante

La phase de sommeil profond est également liée à la créativité et à la pensée innovante. En consolidant les souvenirs et en restructurant les informations, le sommeil permet souvent de voir les problèmes sous un nouvel angle, favorisant les insights et les solutions créatives.

De nombreuses personnes rapportent trouver des réponses à des problèmes complexes après une bonne nuit de sommeil, soulignant le rôle du sommeil dans le processus créatif.

Soutien à la gestion du poids

Bien que principalement une question de santé physique, la gestion du poids a également un impact significatif sur la santé mentale. Le stress, l'anxiété et la dépression sont souvent liés à des habitudes alimentaires malsaines et à l'obésité.

Le sommeil profond aide à réguler les hormones qui contrôlent l'appétit, réduisant le risque de suralimentation et soutenant les efforts de perte de poids. Une meilleure gestion du poids peut conduire à une amélioration de l'estime de soi et à une réduction des problèmes de santé mentale associés.

Amélioration de la qualité de vie

En fin de compte, les bienfaits du sommeil profond sur la santé mentale se traduisent par une amélioration générale de la qualité de vie. Un sommeil réparateur nous permet de fonctionner à notre meilleur niveau pendant la journée, améliorant notre performance au travail, nos relations et notre capacité à profiter de la vie.

En investissant dans la qualité de notre sommeil, nous investissons dans notre bonheur et notre satisfaction globale.

La profondeur et la qualité de notre sommeil sont inextricablement liées à notre bien-être mental. Un sommeil profond et réparateur offre un vaste éventail de bienfaits psychologiques, de l'amélioration de la régulation émotionnelle et de la résilience psychologique à la promotion de la créativité et de la gestion du stress.

En reconnaissant l'importance du sommeil pour la santé mentale et en adoptant des habitudes qui favorisent un sommeil profond, nous pouvons améliorer significativement notre qualité de vie et notre bien-être mental.

Renforcement de l'autonomie personnelle

Le sommeil profond renforce notre sentiment d'autonomie personnelle en nous fournissant l'énergie nécessaire pour prendre des décisions éclairées et agir selon nos convictions. Une nuit de sommeil réparatrice améliore notre capacité à nous concentrer et à rester alerte, nous permettant ainsi de mieux gérer notre temps et nos ressources.

Lorsque nous sommes bien reposés, nous sommes plus à même de prendre des initiatives et de poursuivre nos objectifs avec détermination.

Facilitation de la guérison émotionnelle

Les phases de sommeil profond facilitent également la guérison émotionnelle. En traitant et en intégrant les expériences émotionnelles de la journée, le sommeil permet de surmonter les traumas et les stress, contribuant à une santé mentale résiliente. Cette guérison nocturne est indispensable pour maintenir une perspective positive et pour aborder les nouvelles journées avec espoir et optimisme.

Conclusion

À travers ce chapitre, nous avons exploré l'importance capitale du sommeil profond pour notre santé mentale. Du renforcement de la résilience psychologique à la facilitation de la guérison émotionnelle, les bienfaits du sommeil profond touchent tous les aspects de notre bien-être mental.

Il est clair que le sommeil réparateur est bien plus qu'une simple pause dans nos vies trépidantes ; c'est un état essentiel qui nourrit notre esprit, restaure notre corps et enrichit notre expérience de la vie.

Reconnaître le rôle crucial du sommeil dans le maintien de notre santé mentale nous encourage à prioriser le sommeil dans nos vies. En adoptant des habitudes de sommeil saines et en créant un environnement propice à un sommeil profond, nous investissons dans notre bien-être mental et physique.

Cet investissement se traduit par une meilleure qualité de vie, où chaque jour peut être abordé avec énergie, clarté d'esprit et un sentiment de bien-être renouvelé.

En conclusion, le sommeil profond n'est pas seulement fondamental pour notre survie ; il est essentiel pour notre épanouissement. En veillant à ce que nous obtenions un sommeil de qualité chaque nuit, nous ouvrons la porte à une vie plus saine, plus heureuse et plus satisfaisante. Le sommeil, dans toute sa profondeur et sa qualité, est véritablement l'un des piliers les plus importants de la santé mentale et du bien-être général.

Chapitre 8 : Comment évaluer la qualité du sommeil

Dans la quête d'une meilleure santé et d'un bien-être accru, comprendre et évaluer la qualité de notre sommeil est essentiel.

Ce chapitre se consacre à explorer les méthodes et les outils disponibles pour évaluer la qualité du sommeil, permettant ainsi d'identifier les domaines à améliorer et de prendre des mesures concrètes pour optimiser notre repos nocturne.

Comprendre les indicateurs de la qualité du sommeil

La qualité du sommeil ne se limite pas à la durée passée au lit. Plusieurs facteurs doivent être pris en compte, tels que :

L'efficacité du sommeil : Cela représente le pourcentage de temps passé au lit à dormir réellement, excluant les périodes d'éveil après l'endormissement.

La continuité du sommeil : La fréquence et la durée des réveils nocturnes sont des indicateurs cruciaux de la qualité du sommeil. Un sommeil fragmenté peut impacter négativement le bien-être.

Le temps d'endormissement : Le temps qu'il faut pour passer de l'éveil complet au sommeil est un indicateur de la facilité à s'endormir.

La régularité du sommeil : Maintenir des horaires de sommeil réguliers est fondamental pour synchroniser notre horloge biologique interne avec notre environnement, favorisant ainsi un sommeil de meilleure qualité.

Journal de sommeil : une approche simple et efficace

Un journal de sommeil est un outil précieux pour suivre les habitudes de sommeil sur une période donnée. En notant les heures de coucher et de lever, les moments de réveil nocturne, la qualité du sommeil perçue, et d'autres variables comme la consommation de caféine ou l'exercice physique, on peut identifier des patterns et des influences externes sur notre sommeil.

Utilisation de la technologie pour évaluer le sommeil

Avec l'avancée de la technologie, de nombreux appareils et applications sont désormais disponibles pour aider à surveiller le sommeil :

Les montres et bracelets connectés : Ces dispositifs peuvent suivre les cycles de sommeil, mesurer la qualité et la durée du sommeil, et même détecter les périodes de sommeil léger et profond grâce à des capteurs de mouvement et de fréquence cardiaque.

Les applications de suivi du sommeil : Disponibles sur smartphones, ces applications utilisent l'accéléromètre du téléphone pour surveiller les mouvements pendant le sommeil, offrant ainsi une estimation des phases de sommeil.

Consultation avec des professionnels du sommeil

Pour ceux qui suspectent des troubles du sommeil ou qui ne parviennent pas à améliorer leur sommeil malgré les efforts personnels, consulter un spécialiste du sommeil peut s'avérer bénéfique.

Des évaluations plus approfondies, telles que la polysomnographie réalisée en laboratoire du sommeil, peuvent diagnostiquer avec précision les troubles du sommeil comme l'apnée du sommeil, le syndrome des jambes sans repos, ou l'insomnie.

L'importance de l'auto-évaluation

Prendre le temps de réfléchir à sa propre expérience du sommeil est crucial. Se poser des questions sur la fraîcheur ressentie au réveil, la facilité à rester éveillé pendant la journée, et le niveau d'énergie générale peut fournir des indices importants sur la qualité du sommeil.

En adoptant une approche proactive et en utilisant les outils disponibles pour évaluer la qualité du sommeil, il est possible d'identifier les aspects de notre routine de sommeil qui nécessitent des ajustements.

Cela peut conduire à des améliorations significatives non seulement dans notre sommeil mais aussi dans notre santé et notre bien-être général.

La compréhension et l'évaluation de la qualité du sommeil sont des étapes fondamentales pour atteindre un sommeil profond et réparateur.

En se concentrant sur les indicateurs clés de la qualité du sommeil et en exploitant les ressources disponibles pour mesurer et améliorer cette qualité, nous pouvons prendre des mesures concrètes vers un meilleur bien-être.

Les stratégies pour un sommeil profond et réparateur

Face à la complexité des facteurs influençant le sommeil, il est essentiel de développer des stratégies personnalisées pour favoriser un sommeil profond et réparateur. Voici quelques recommandations clés :

Routine du coucher : Établir une routine régulière du coucher aide à signaler à notre corps qu'il est temps de se détendre et de se préparer au sommeil.

Cela peut inclure des activités calmantes comme lire ou prendre un bain chaud.

Environnement de sommeil optimal : Assurez-vous que votre chambre est propice au sommeil : sombre, fraîche, et calme. Investir dans un matelas et des oreillers confortables peut également faire une grande différence.

Limitez l'exposition aux écrans : La lumière bleue émise par les écrans peut perturber votre horloge biologique. Essayez de limiter l'utilisation de ces appareils au moins une heure avant le coucher.

Alimentation et exercice : Évitez les repas lourds, la caféine, et l'alcool avant le coucher. L'exercice régulier peut aider à améliorer la qualité et la durée du sommeil, mais évitez les séances intenses trop proches de l'heure du coucher.

Gestion du stress : Des techniques de relaxation telles que la méditation, le yoga ou la respiration profonde peuvent aider à réduire le stress et favoriser un meilleur sommeil.

Consultation professionnelle : Si malgré ces stratégies, vous continuez à éprouver des difficultés à dormir, il peut être judicieux de consulter un spécialiste du sommeil. Des conditions sous-jacentes comme l'apnée du sommeil ou l'insomnie peuvent nécessiter un traitement spécialisé.

Adopter une vision holistique du sommeil

Il est crucial de comprendre que le sommeil ne fonctionne pas de manière isolée, mais est intrinsèquement lié à d'autres aspects de notre vie quotidienne, y compris notre alimentation, notre niveau d'activité physique, notre santé mentale et nos interactions sociales.

Adopter une vision holistique du sommeil signifie reconnaître et traiter ces différents éléments dans une approche intégrée. Par exemple, une alimentation équilibrée riche en nutriments peut non seulement améliorer notre santé physique mais également contribuer à une meilleure qualité de sommeil. De même, cultiver des relations positives et soutenantes peut diminuer le stress et favoriser des nuits plus paisibles.

Le rôle de l'apprentissage et de l'adaptation

Un aspect souvent négligé de l'amélioration de la qualité du sommeil est la capacité d'apprendre de nos expériences et de s'adapter en conséquence.

Cela peut inclure l'ajustement de notre environnement de sommeil en fonction de ce qui fonctionne le mieux pour nous individuellement, l'expérimentation avec différentes routines de relaxation avant le coucher, ou encore l'ajustement de notre emploi du temps pour permettre une période de détente avant de dormir. L'auto-observation et la flexibilité sont des clés pour trouver ce qui fonctionne le mieux pour nous en tant qu'individus uniques.

La nécessité d'un engagement continu

Améliorer la qualité de notre sommeil est un processus continu plutôt qu'un objectif à atteindre une fois pour toutes. Cela signifie rester engagé dans les pratiques qui favorisent un bon sommeil, même après avoir observé des améliorations.

Comme notre vie change, nos besoins en matière de sommeil peuvent également évoluer, nécessitant des ajustements dans nos routines et habitudes. L'engagement envers un sommeil de qualité nécessite une vigilance continue et une volonté d'adapter nos comportements pour soutenir le bien-être global.

Conclusion

Reconnaître la valeur inestimable d'un sommeil profond et réparateur est le premier pas vers une vie plus saine et plus épanouissante. En intégrant les stratégies discutées dans ce chapitre, et en restant ouverts à l'apprentissage et à l'adaptation, nous pouvons tous accéder à une meilleure qualité de sommeil.

Cela requiert patience, engagement, et parfois l'aide de professionnels, mais les bénéfices pour notre santé, notre bien-être et notre qualité de vie en valent largement l'effort.

Que ce voyage vers un meilleur sommeil commence par des pas petits ou grands, chaque effort nous rapproche d'un état de bien-être où chaque jour est accueilli avec énergie et sérénité.

Chapitre 9 : Techniques de relaxation pour le sommeil

Ce chapitre explore diverses méthodes et approches pratiques pour améliorer la qualité du sommeil, en s'appuyant sur des recherches et des pratiques éprouvées dans le domaine de la médecine du sommeil et de la psychologie.

Techniques de Relaxation pour Favoriser le Sommeil Profond

Le sommeil profond est essentiel à notre bien-être général, influençant tout, de notre santé physique à notre stabilité émotionnelle. Atteindre un état de sommeil profond et réparateur peut parfois être un défi, surtout dans notre monde moderne, rapide et souvent stressant.

Heureusement, il existe plusieurs techniques de relaxation qui ont fait leurs preuves pour aider à induire le sommeil profond.

La Respiration Profonde

La respiration profonde est l'une des techniques de relaxation les plus simples et les plus efficaces pour favoriser le sommeil. En se concentrant sur une respiration lente et profonde, le corps entre dans un état de relaxation, ce qui peut faciliter la transition vers le sommeil.

La technique "4-7-8", par exemple, implique d'inspirer pendant quatre secondes, de retenir sa respiration pendant sept secondes et d'expirer lentement pendant huit secondes. Cette méthode aide à réduire l'anxiété et prépare le corps au sommeil.

Méditation et Pleine Conscience

La méditation et les pratiques de pleine conscience peuvent également être extrêmement bénéfiques pour améliorer la qualité du sommeil. En se concentrant sur le moment présent et en libérant les pensées stressantes ou distrayantes, on peut atteindre un état de calme mental propice au sommeil. La méditation guidée, en particulier, offre des instructions étape par étape qui aident à détendre l'esprit et le corps.

Yoga et Étirements Doux

Le yoga et les étirements doux avant le coucher peuvent aider à libérer les tensions physiques et à préparer le corps au repos. Des poses telles que la posture de l'enfant ou la posture des jambes contre le mur sont particulièrement efficaces pour induire la relaxation. La clé est de se concentrer sur des mouvements lents et contrôlés et sur la respiration profonde.

Visualisation Guidée

La visualisation guidée implique de se concentrer mentalement sur des images ou des scènes apaisantes pour encourager la relaxation. En imaginant un lieu paisible et serein, on peut détourner l'esprit des pensées stressantes et favoriser un état plus détendu, facilitant ainsi l'endormissement.

Musique et Sons Apaisants

Écouter de la musique douce ou des sons de la nature peut aider à calmer l'esprit et à préparer le corps au sommeil. Les sons de vagues, de pluie légère ou de forêt, par exemple, sont souvent utilisés pour créer un environnement propice au repos.

Routine de Coucher Consistante

Établir une routine de coucher cohérente est également crucial pour favoriser un sommeil profond. En effectuant les mêmes activités relaxantes chaque soir avant de dormir, on signale au corps qu'il est temps de se reposer. Cela peut inclure la lecture, un bain chaud ou toute autre activité qui aide à se détendre.

Éviter les Écrans Avant le Coucher

L'exposition à la lumière bleue émise par les écrans de téléphones, ordinateurs et tablettes peut perturber la production de mélatonine, l'hormone du sommeil. Il est conseillé d'éviter ces appareils au moins une heure avant le coucher pour favoriser un sommeil profond.

En intégrant ces techniques de relaxation dans votre routine quotidienne, vous pouvez améliorer significativement la qualité de votre sommeil. Il est important de se rappeler que la patience et la persistance sont clés. Il peut être nécessaire d'expérimenter différentes méthodes pour trouver celles qui vous conviennent le mieux.

Le sommeil profond joue un rôle indispensable dans notre santé et notre bien-être. En adoptant des pratiques de relaxation efficaces, nous pouvons au réveil, la facilité à rester éveillé pendant la journée, et le niveau d'énergie générale peut fournir des indices importants sur la qualité du sommeil.

La qualité du sommeil est influencée par une variété de facteurs internes et externes, allant de nos habitudes alimentaires et notre activité physique à notre environnement de sommeil et notre santé mentale. En reconnaissant et en modifiant les facteurs qui perturbent notre sommeil, nous pouvons améliorer de manière significative notre expérience de sommeil.

Il est également important de noter que la qualité du sommeil peut varier d'une nuit à l'autre et qu'il est normal d'avoir des nuits de sommeil moins réparatrices de temps en temps.

Toutefois, si les problèmes de sommeil persistent, il peut être bénéfique de consulter un professionnel de la santé pour exclure tout trouble sous-jacent du sommeil ou d'autres conditions médicales.

Témoignage d'un sommeil retrouvé

Depuis que j'ai découvert les techniques de relaxation pour favoriser un sommeil profond, ma vie a pris un tournant incroyable. Chaque soir, je pratique la respiration profonde et la méditation guidée, m'enveloppant dans un cocon de calme et de sérénité.

Les tensions de la journée s'évaporent lentement, laissant place à une tranquillité profonde. Je me sens transportée vers un état de relaxation totale, prête à accueillir le sommeil réparateur qui m'attend.

Ces simples rituels ont transformé mes nuits agitées en périodes de repos profond et régénérant. Désormais, je me réveille chaque matin revitalisée et prête à affronter la journée avec énergie et clarté d'esprit.

Conclusion

L'évaluation de la qualité du sommeil est une étape clé vers l'amélioration du sommeil et, par extension, de notre qualité de vie. En prêtant attention à nos habitudes de sommeil, en utilisant des outils de suivi et en cherchant des conseils professionnels si nécessaire, nous pouvons travailler activement à optimiser notre sommeil pour le bien de notre santé globale.

Chapitre 10 : L'Impact de l'Alimentation

Une bonne nuit de sommeil est essentielle pour notre bien-être général, affectant tout, de notre santé physique à notre état mental et émotionnel. Bien que de nombreux facteurs contribuent à la qualité de notre sommeil, l'un des aspects les plus influents et souvent négligés est notre alimentation.

Ce chapitre explore comment nos choix alimentaires peuvent affecter notre sommeil, proposant des stratégies pour utiliser l'alimentation comme un outil pour améliorer le sommeil profond.

Comprendre le Lien entre l'Alimentation et le Sommeil

L'interaction entre l'alimentation et le sommeil est bidirectionnelle : non seulement le sommeil affecte nos choix alimentaires, mais ce que nous mangeons peut considérablement influencer la qualité et la durée de notre sommeil.

Certains nutriments et aliments ont le pouvoir de promouvoir le sommeil en affectant les neurotransmetteurs et les hormones impliqués dans le cycle sommeil-éveil, tandis que d'autres peuvent perturber ce délicat équilibre, rendant le sommeil profond plus difficile à atteindre.

Nutriments Clés pour un Sommeil Réparateur

Plusieurs nutriments jouent un rôle direct dans la promotion d'un sommeil de qualité. Parmi eux :

Magnésium : Un minéral qui aide à détendre les muscles et l'esprit, facilitant ainsi l'endormissement.

Calcium : Impliqué dans la production de mélatonine, l'hormone du sommeil.

Vitamine D : Une carence en vitamine D a été liée à des schémas de sommeil perturbés.

Tryptophane : Un acide aminé précurseur de la sérotonine, qui est ensuite convertie en mélatonine.

Incorporer des aliments riches en ces nutriments dans votre régime peut aider à optimiser votre sommeil.

Aliments Favorisant le Sommeil

Certains aliments sont particulièrement bénéfiques pour le sommeil :

Poissons gras : Riches en oméga-3 et en vitamine D, ils peuvent améliorer la qualité du sommeil.

Cerises : Une des rares sources alimentaires de mélatonine naturelle.

Noix et graines : Fournissent du magnésium et du tryptophane.

Produits laitiers : Sources de calcium et de tryptophane.

Intégrer ces aliments dans votre alimentation peut favoriser un sommeil plus profond et plus réparateur.

Habitudes Alimentaires pour un Meilleur Sommeil

Éviter les repas lourds et épicés avant le coucher : Ils peuvent causer de l'inconfort et de l'indigestion, perturbant le sommeil.

Réduire la consommation de caféine et d'alcool : Ces substances peuvent perturber les cycles de sommeil naturels.

Opter pour un dîner léger et nutritif : Un repas équilibré quelques heures avant le coucher peut aider à éviter les perturbations du sommeil.

Comprendre et Éviter les Perturbateurs du Sommeil

Certains aliments et boissons peuvent sérieusement perturber le sommeil, notamment :

Caféine : Présente dans le café, le thé, les sodas et le chocolat, elle peut empêcher l'endormissement.

Alcool : Bien qu'il puisse sembler favoriser l'endormissement, il perturbe les cycles de sommeil plus tard dans la nuit.

Aliments riches en sucre et en graisses saturées : Ils peuvent perturber le sommeil et diminuer la quantité de sommeil profond.

Comprendre et évaluer la qualité du sommeil sont des éléments essentiels pour parvenir à un repos profond et réparateur. En mettant l'accent sur les marqueurs principaux de la qualité du sommeil et en tirant parti des outils technologiques et des conseils experts à notre disposition, nous sommes en mesure de prendre des mesures éclairées pour optimiser notre repos.

Adopter des changements basés sur l'évaluation

Pour donner suite à l'évaluation de notre sommeil, il est important d'identifier les changements spécifiques qui peuvent être mis en œuvre pour améliorer la qualité de notre repos nocturne.

Cela peut inclure des ajustements dans notre environnement de sommeil, comme assurer une pièce sombre et fraîche, ou modifier nos habitudes présommeil, telles que limiter l'exposition à la lumière bleue des écrans électroniques avant le coucher.

De plus, il peut s'avérer bénéfique d'intégrer des routines relaxantes avant le coucher, comme la méditation ou la lecture, pour faciliter la transition vers le sommeil.

La régularité des horaires de sommeil est également cruciale pour synchroniser notre horloge biologique interne et favoriser un sommeil profond et réparateur.

Le rôle des professionnels du sommeil dans l'amélioration de la qualité du sommeil

Les professionnels du sommeil peuvent offrir des conseils personnalisés et des stratégies basées sur les dernières recherches pour améliorer la qualité du sommeil.

Que ce soit à travers des consultations individuelles ou des programmes d'éducation au sommeil, ils peuvent fournir un soutien précieux pour identifier et traiter les causes sous-jacentes des troubles du sommeil.

Témoignage sur l'Impact de l'Alimentation sur le Sommeil

Depuis que j'ai revu mon régime alimentaire, mon sommeil s'est transformé. Je me suis rendu compte que certains aliments perturbaient mes nuits. En éliminant les boissons caféinées et les repas lourds le soir, j'ai commencé à ressentir une différence incroyable.

Les fruits et légumes riches en magnésium et en tryptophane sont devenus mes alliés pour favoriser le sommeil. Les infusions relaxantes avant de me coucher sont devenues ma routine préférée. Désormais, je me réveille rafraîchi et prêt à affronter la journée. Mon témoignage prouve que l'alimentation joue un rôle crucial dans la qualité de notre sommeil.

Conclusion

L'évaluation de la qualité de notre sommeil est une étape essentielle vers l'amélioration de notre bien-être général. En prenant conscience des facteurs qui influencent notre sommeil et en adoptant des stratégies ciblées pour optimiser notre repos nocturne, nous pouvons profiter des nombreux bienfaits d'un sommeil profond et réparateur sur notre santé physique et mentale.

Il est important de se rappeler que le sommeil est un pilier fondamental de notre santé globale, et investir dans la qualité de notre sommeil est investir dans notre qualité de vie.

Chapitre 11 : L'exercice physique et son rôle

L'exercice physique est un pilier essentiel d'une vie saine, influençant non seulement notre condition physique et notre santé mentale mais jouant également un rôle crucial dans la régulation de notre sommeil.

Ce chapitre détaille comment l'activité physique régulière peut améliorer la qualité du sommeil, en examinant les mécanismes sous-jacents à cette relation et en offrant des conseils pour optimiser votre routine d'exercice pour un sommeil profond et réparateur.

Compréhension du lien entre l'exercice et le sommeil

La recherche scientifique a établi un lien clair entre l'exercice régulier et une amélioration de la qualité du sommeil. L'activité physique contribue à plusieurs facteurs clés qui favorisent un sommeil de meilleure qualité, notamment en réduisant le stress, en améliorant la santé mentale, et en régulant les hormones impliquées dans le cycle du sommeil.

Effets de l'exercice sur les cycles du sommeil

L'exercice peut affecter la structure et la durée des différents cycles de sommeil, augmentant notamment la proportion de sommeil profond. Cette phase de sommeil est cruciale pour la réparation physique et la consolidation de la mémoire.

Une activité physique régulière peut donc contribuer à un sommeil plus réparateur, en augmentant à la fois sa qualité et sa quantité.

Timing de l'exercice pour un sommeil optimal

Bien que l'exercice soit bénéfique pour le sommeil, le moment de la journée où il est pratiqué peut influencer son effet. L'activité physique intense juste avant le coucher peut être stimulante et perturber l'endormissement. Il est généralement conseillé de terminer les séances d'exercice au moins quelques heures avant le coucher pour éviter cet effet.

Types d'exercices recommandés

Différents types d'exercices peuvent avoir des impacts variés sur le sommeil. Alors que les activités cardiovasculaires comme la course à pied ou le vélo sont excellentes pour améliorer la qualité globale du sommeil, des pratiques plus douces telles que le yoga ou le tai-chi peuvent aider à réduire le stress et à préparer le corps et l'esprit au repos nocturne.

Conseils pour intégrer l'exercice dans votre routine

Pour tirer le meilleur parti des effets positifs de l'exercice sur le sommeil, il est important de l'intégrer de manière régulière et réfléchie dans votre routine quotidienne.

Cela peut inclure la fixation d'objectifs réalisables d'activité physique, la recherche d'activités que vous appréciez, et l'ajustement de votre horaire pour permettre un temps de relaxation avant le coucher.

Comprendre les limites et les contre-indications

Bien que l'exercice soit bénéfique pour la majorité des gens, il est crucial de reconnaître ses limites et contre-indications. Pour certaines conditions médicales ou dans des circonstances particulières, l'exercice peut nécessiter une adaptation ou une supervision médicale pour garantir qu'il soit pratiqué de manière sûre et efficace.

En résumé, l'exercice physique joue un rôle indispensable dans la promotion d'un sommeil sain et réparateur. Par son impact positif sur le stress, la santé mentale, et la régulation hormonale, une routine d'exercice bien gérée peut être l'une des clés pour améliorer la qualité de votre sommeil et, par extension, votre qualité de vie globale.

Adopter une approche équilibrée qui tient compte du timing, du type d'exercice, et de vos besoins individuels vous aidera à optimiser les bienfaits de l'activité physique sur votre sommeil.

En encourageant l'intégration de l'exercice dans le cadre d'une approche holistique du bien-être, nous pouvons tous prendre des mesures significatives vers une meilleure nuit de repos, renforçant ainsi notre santé physique et mentale dans son ensemble.

L'importance de la régularité et de la constance

Pour tirer pleinement parti des bénéfices de l'exercice sur le sommeil, la clé réside dans la régularité et la constance. S'engager dans une routine d'exercice régulière aide à synchroniser notre horloge biologique interne, favorisant des habitudes de sommeil plus stables et prévisibles.

Une activité physique quotidienne, même modérée, peut avoir des effets cumulatifs positifs sur la qualité du sommeil à long terme.

La modération comme principe

Tandis que l'exercice régulier est bénéfique pour le sommeil, il est important de pratiquer la modération. Un exercice excessif, surtout s'il est pratiqué tard dans la journée, peut avoir l'effet inverse et perturber le sommeil.

Trouver le juste milieu qui correspond à votre corps et à vos besoins personnels est essentiel pour améliorer le sommeil sans causer de stress supplémentaire à l'organisme.

L'exercice comme outil contre l'insomnie

Pour les personnes souffrant d'insomnie ou de difficultés à s'endormir, l'exercice peut servir d'outil thérapeutique efficace. Des études ont montré que la pratique régulière d'exercices peut réduire le temps nécessaire pour s'endormir et diminuer la fréquence des réveils nocturnes, améliorant ainsi la qualité générale du sommeil.

Cela est dû à l'effet de l'exercice sur la réduction du stress et de l'anxiété, deux facteurs souvent liés aux difficultés de sommeil.

Exercice et sommeil profond

L'intensité de l'exercice joue également un rôle dans sa capacité à favoriser le sommeil profond. Les activités physiques qui augmentent significativement la fréquence cardiaque pendant une période prolongée sont particulièrement efficaces pour augmenter les portions de sommeil profond au cours de la nuit.

Ce type de sommeil est crucial pour la régénération physique et mentale, soulignant ainsi l'importance de l'inclusion d'exercices cardiovasculaires dans votre routine.

Adaptation de l'exercice à votre cycle de sommeil

Il est bénéfique d'adapter votre routine d'exercice à votre propre cycle de sommeil et à vos préférences personnelles. Certaines personnes trouvent qu'un exercice le matin les aide à se sentir énergisées pour la journée, tandis que d'autres peuvent préférer un exercice l'après-midi comme moyen de décompresser et de préparer le corps au repos.

Expérimenter avec le timing de l'exercice peut vous aider à découvrir ce qui fonctionne le mieux pour votre sommeil.

Consultation professionnelle pour une approche personnalisée

Si vous rencontrez des difficultés à intégrer l'exercice dans votre routine de manière à bénéficier votre sommeil, ou si vous avez des conditions de santé spécifiques, consulter un professionnel de la santé ou un spécialiste du sommeil peut être utile.

Un programme d'exercice personnalisé, adapté à vos besoins et à vos capacités, peut maximiser les bénéfices sur votre sommeil tout en assurant votre sécurité et votre bien-être.

Conclusion

L'interaction entre l'exercice et le sommeil est un équilibre dynamique, influençant notre santé et notre qualité de vie de manière profonde. En adoptant une approche équilibrée et personnalisée de l'exercice, nous pouvons améliorer significativement notre sommeil, bénéficiant ainsi à notre santé physique, mentale, et émotionnelle.

Reconnaître et respecter les besoins uniques de notre corps nous permettra de tirer le meilleur parti des avantages mutuels de l'exercice et du sommeil, marchant ainsi vers un bien-être global optimisé.

Chapitre 12 : Les troubles du sommeil : Causes

Les troubles du sommeil, affectant une large part de la population mondiale, sont des problèmes de santé complexes influençant profondément la qualité de vie.

Ce chapitre se consacre à explorer les différentes causes des troubles du sommeil et propose des solutions efficaces pour les gérer ou les résoudre, visant à améliorer le bien-être général.

Comprendre les troubles du sommeil

Les troubles du sommeil peuvent prendre diverses formes, allant de l'insomnie chronique à l'apnée du sommeil, en passant par le syndrome des jambes sans repos et les troubles du rythme circadien.

Chacun de ces troubles peut entraîner des conséquences significatives sur la santé physique et mentale, soulignant l'importance d'une identification et d'une prise en charge appropriées.

Causes communes des troubles du sommeil

Les troubles du sommeil peuvent être provoqués par une multitude de facteurs, y compris les déséquilibres hormonaux, le stress, les conditions médicales sous-jacentes, les habitudes de vie et l'environnement de sommeil. La compréhension de ces causes est cruciale pour développer des stratégies de traitement efficaces.

L'insomnie : le trouble du sommeil le plus répandu

L'insomnie, caractérisée par des difficultés à s'endormir ou à rester endormi, est l'un des troubles du sommeil les plus communs. Elle peut être causée par le stress, l'anxiété, des habitudes de vie inappropriées ou des facteurs environnementaux.

La gestion de l'insomnie nécessite souvent une approche holistique, incluant des modifications du comportement, des techniques de relaxation et, dans certains cas, un traitement médical.

L'apnée du sommeil : impact sur la respiration

L'apnée du sommeil, un trouble où la respiration s'interrompt ou devient superficielle pendant le sommeil, est principalement due à une obstruction des voies respiratoires ou à un dysfonctionnement des signaux nerveux.

Le traitement peut inclure l'utilisation d'appareils de pression positive continue (CPAP), des modifications du mode de vie ou, dans certains cas, une intervention chirurgicale.

Syndrome des jambes sans repos : une envie irrésistible de bouger

Le syndrome des jambes sans repos provoque une sensation inconfortable dans les jambes accompagnée d'une envie irrépressible de les bouger, particulièrement en période de repos ou la nuit. Les solutions incluent des changements dans le mode de vie, la gestion du stress et, dans certains cas, des médicaments.

Troubles du rythme circadien : quand le temps perturbe le sommeil

Les troubles du rythme circadien, tels que le décalage horaire ou le syndrome de la phase de sommeil retardée, résultent d'une désynchronisation entre l'horloge interne du corps et l'environnement.

L'exposition à la lumière naturelle, l'adoption d'horaires de sommeil réguliers et, dans certains cas, la thérapie par la lumière peut aider à rétablir l'équilibre.

Solutions et stratégies pour un meilleur sommeil

Pour combattre les troubles du sommeil, plusieurs stratégies peuvent être adoptées :

Hygiène du sommeil : Établir une routine de coucher régulière et créer un environnement de sommeil optimal sont des étapes fondamentales.

Gestion du stress : Techniques de relaxation, méditation et activité physique régulière peuvent réduire l'impact du stress sur le sommeil.

Consultation médicale : Pour les troubles persistants ou sévères, une évaluation par un spécialiste du sommeil peut être nécessaire pour explorer les options de traitement spécifiques.

Solutions pratiques pour les troubles du sommeil

Les troubles du sommeil, bien qu'étant un défi pour de nombreuses personnes, peuvent souvent être améliorés ou résolus grâce à une combinaison de changements de mode de vie, de techniques de gestion du stress, et, si nécessaire, d'interventions médicales. Voici quelques stratégies concrètes pour améliorer la qualité du sommeil.

Hygiène du sommeil

L'amélioration de l'hygiène du sommeil est une étape fondamentale pour combattre les troubles du sommeil. Cela implique de :

Établir une routine régulière : Aller au lit et se réveiller à la même heure chaque jour aide à réguler l'horloge interne du corps.

Optimiser l'environnement de sommeil : Assurer que la chambre est sombre, calme, et à une température confortable peut faciliter un meilleur sommeil.

Éviter les stimulants : Limiter la consommation de caféine et éviter l'usage de dispositifs électroniques lumineux avant le coucher sont des pratiques bénéfiques.

Techniques de relaxation et gestion du stress

Pratiquer la méditation ou le yoga : Ces pratiques peuvent aider à détendre le corps et l'esprit, facilitant ainsi l'endormissement.

Adopter des techniques de respiration profonde : Des exercices de respiration peuvent aider à réduire l'anxiété et favoriser la relaxation.

Intervention médicale

Consulter un spécialiste du sommeil : Pour les troubles persistants, une consultation spécialisée peut offrir des diagnostics précis et des traitements adaptés.

Explorer les options de traitement : Selon le trouble diagnostiqué, différentes options de traitement, y compris les dispositifs de pression positive continue (CPAP) pour l'apnée du sommeil, les médicaments pour l'insomnie, ou la thérapie comportementale pour l'insomnie (CBT-I), peuvent être envisagées.

Modification du comportement

Gestion du temps d'écran : Limiter l'exposition aux écrans avant de dormir peut réduire l'effet stimulant de la lumière bleue sur le cerveau.

Activité physique régulière : L'exercice peut améliorer la qualité et la durée du sommeil, mais il est conseillé de l'éviter juste avant le coucher.

Conclusion

Les troubles du sommeil, malgré leur complexité, ne sont pas insurmontables. Avec des approches adaptées, allant des ajustements de l'hygiène de vie aux interventions médicales spécialisées, il est possible d'améliorer significativement la qualité du sommeil.

Reconnaître et traiter ces troubles est essentiel pour améliorer non seulement le sommeil mais aussi la qualité de vie globale. En engageant des démarches proactives et en utilisant les ressources disponibles, chacun peut avancer vers un sommeil plus réparateur et bénéfique.

Chapitre 13 : L'importance de l'environnement

L'importance de l'environnement de sommeil est cruciale pour un repos profond et réparateur. Cet environnement englobe tout, depuis le confort physique de votre lit jusqu'à l'ambiance générale de votre chambre, incluant la température, le niveau de bruit, et la luminosité.

Optimiser ces éléments peut non seulement faciliter l'endormissement mais également améliorer la qualité globale de votre sommeil. Voici comment chaque aspect de l'environnement de sommeil contribue à un repos nocturne de meilleure qualité.

Confort Physique

Le confort de votre lit, y compris la qualité de votre matelas, oreiller, et literie, joue un rôle fondamental dans la qualité de votre sommeil.

Un matelas et un oreiller adaptés à vos préférences personnelles et à votre position de sommeil peuvent aider à prévenir les douleurs et les réveils nocturnes, favorisant ainsi un sommeil ininterrompu et profond.

Température Ambiante

La température de votre chambre peut avoir un impact significatif sur la facilité à s'endormir et à rester endormi. Une température trop élevée ou trop basse peut perturber le sommeil, tandis qu'une chambre fraîche est généralement considérée comme idéale pour un sommeil de qualité.

Niveau de Bruit

Le bruit ambiant peut grandement affecter la qualité de votre sommeil. Des bruits soudains ou constants dans l'environnement peuvent fragmenter le sommeil et réduire sa qualité globale.

L'utilisation de machines à bruit blanc ou de bouchons d'oreilles peut être une solution efficace pour ceux qui vivent dans des environnements particulièrement bruyants.

Luminosité

La lumière joue un rôle crucial dans la régulation de notre cycle veille-sommeil. Une exposition à la lumière bleue, en particulier, peut inhiber la production de mélatonine, l'hormone du sommeil, et perturber votre rythme circadien.

Assurer une obscurité complète ou utiliser un masque de sommeil peut contribuer à un sommeil plus profond et plus réparateur.

Ambiance Générale

L'atmosphère de votre chambre à coucher, y compris sa propreté et son organisation, peut également influencer votre état d'esprit au moment du coucher.

Une chambre ordonnée et apaisante peut aider à réduire l'anxiété et à favoriser la détente, facilitant ainsi l'endormissement.

Stratégies d'Optimisation

Évaluation de l'environnement de sommeil : Prenez le temps d'évaluer et d'ajuster les éléments de votre environnement de sommeil. Cela peut impliquer des ajustements dans la literie, la température, et l'éclairage de votre chambre.

Routine du coucher : Développez une routine de coucher relaxante qui peut inclure la lecture, des exercices de relaxation ou d'autres activités calmantes pour signaler à votre corps qu'il est temps de dormir.

Limitation de l'exposition à la lumière bleue : Évitez les écrans électroniques au moins une heure avant le coucher pour minimiser l'impact de la lumière bleue sur votre cycle veille-sommeil.

Utilisation d'aides au sommeil : Considérez l'utilisation de machines à bruit blanc, de bouchons d'oreilles, ou de masques de sommeil si nécessaire pour améliorer la qualité de votre environnement de sommeil.

En portant attention à ces aspects de l'environnement de sommeil et en les optimisant selon vos besoins individuels, vous pouvez améliorer significativement la qualité de votre sommeil, contribuant ainsi à votre santé et votre bien-être général.

Gestion de la Qualité de l'Air

La qualité de l'air dans votre chambre à coucher joue un rôle non négligeable dans la promotion d'un sommeil de qualité. Un air trop sec ou pollué peut perturber le sommeil et aggraver des conditions respiratoires qui perturbent le repos nocturne.

L'utilisation d'un purificateur d'air ou d'un humidificateur peut aider à créer un environnement plus confortable et sain pour le sommeil.

La Technologie et le Sommeil

Bien que la technologie offre de nombreux avantages, sa place dans la chambre à coucher doit être soigneusement évaluée. Les appareils électroniques non seulement émettent de la lumière bleue qui peut interférer avec la production de mélatonine, mais ils peuvent aussi être une source de distractions et de stress.

Créer une règle pour limiter l'utilisation de ces appareils avant le coucher peut aider à préparer votre esprit à une nuit de sommeil paisible.

Importance du Confort Vestimentaire

Ce que vous portez au lit peut également affecter votre sommeil. Des vêtements trop serrés ou faits de matériaux qui ne respirent pas bien peuvent augmenter votre température corporelle et perturber votre sommeil. Choisir des pyjamas confortables, faits de tissus naturels comme le coton, peut améliorer votre confort et ainsi votre qualité de sommeil.

La Puissance des Rituels de Coucher

Développer des rituels de coucher cohérents peut signaler à votre corps qu'il est temps de se détendre et de se préparer au sommeil. Ces rituels peuvent inclure des activités telles que se brosser les dents, se laver le visage, ou pratiquer des étirements légers.

La clé est la régularité et la répétition de ces activités, qui aident à renforcer votre cycle naturel de sommeil-veille.

L'Importance de la Literie

La qualité de votre literie - draps, couvertures, et couette - peut grandement influencer votre confort pendant le sommeil. Des matériaux de haute qualité, respirants et adaptés à la saison, contribuent à maintenir une température de sommeil idéale, favorisant ainsi un sommeil ininterrompu et réparateur.

Réduire les Perturbations Sonores

Le bruit est l'un des perturbateurs de sommeil les plus courants. Si le bruit extérieur est inévitable, des solutions comme les machines à bruit blanc ou les applications de sons ambiants peuvent masquer les bruits perturbateurs et créer un environnement sonore plus propice au sommeil.

Considérations pour les Animaux de Compagnie

Bien que dormir avec des animaux de compagnie puisse offrir du réconfort, cela peut aussi introduire des perturbations dans le sommeil. Évaluer l'impact de la présence de votre animal de compagnie sur votre sommeil est important pour garantir que votre environnement de sommeil reste optimal.

En résumé, l'optimisation de votre environnement de sommeil est un processus multifacette qui englobe tout, du confort physique de votre lit à l'atmosphère générale de votre chambre. En prenant des mesures pour améliorer chaque aspect de cet environnement, vous pouvez significativement améliorer la qualité de votre sommeil, contribuant ainsi à votre santé et bien-être général.

L'investissement dans un environnement de sommeil optimal est un investissement dans la qualité de votre vie.

Exploration des Sens pour un Sommeil Profond

La stimulation de nos sens peut jouer un rôle clé dans l'amélioration de notre expérience de sommeil. Des études ont montré que des odeurs agréables, comme la lavande, peuvent réduire le temps nécessaire pour s'endormir et augmenter la qualité du sommeil profond.

L'utilisation d'huiles essentielles ou de bougies parfumées (éteintes avant de dormir pour des raisons de sécurité) peut créer un environnement olfactif propice au repos.

De même, le toucher à un impact puissant sur notre capacité à nous détendre. Des draps doux, une literie confortable et une tenue de nuit en tissus naturels peuvent améliorer le confort physique et encourager un meilleur sommeil.

L'Impact de la Nutrition sur le Sommeil

Ce que nous mangeons avant de dormir peut également affecter notre sommeil. Éviter les repas lourds, la caféine, et l'alcool avant le coucher peut empêcher les perturbations du sommeil. Des choix alimentaires judicieux, comme les aliments riches en tryptophane ou en magnésium, peuvent favoriser un sommeil plus profond et réparateur.

Intégrer la Nature dans l'Environnement de Sommeil

La présence d'éléments naturels dans la chambre à coucher, tels que des plantes ou une vue sur un jardin, peut avoir un effet calmant et améliorer la qualité du sommeil. La nature offre une connexion apaisante qui peut réduire le stress et favoriser la relaxation.

Conclusion

La quête d'un sommeil profond et réparateur est une composante essentielle de notre bien-être général. En reconnaissant et en optimisant les nombreux aspects de notre environnement de sommeil, nous pouvons prendre des mesures importantes vers l'amélioration de notre qualité de vie.

Cela inclut non seulement l'ajustement de notre environnement physique mais aussi l'adoption de routines de coucher qui favorisent la relaxation et la détente.

Chaque stratégie, qu'elle soit liée à l'amélioration de notre confort physique, à la gestion de notre exposition à la lumière et au bruit, ou à l'incorporation de pratiques alimentaires et de routines qui soutiennent le sommeil, joue un rôle dans la création d'un sanctuaire propice au repos.

En abordant le sommeil avec intention et en adaptant notre environnement pour répondre à nos besoins individuels, nous pouvons profondément influencer notre santé, notre bonheur, et notre capacité à vivre pleinement chaque jour.

Le sommeil n'est pas seulement un état passif dans lequel nous tombons par nécessité ; c'est une activité vitale qui nourrit notre corps, notre esprit, et notre âme. En donnant à notre sommeil l'attention et le respect qu'il mérite, nous honorons la complexité et la beauté de notre nature humaine.

Le chapitre 13 de ce voyage dans la compréhension et l'amélioration du sommeil nous rappelle que, en prenant soin de notre environnement de sommeil, nous prenons soin de nous-mêmes, ouvrant la porte à une vie plus équilibrée et enrichie.

Chapitre 14 : La gestion du stress

Le stress, un phénomène universel de la vie moderne, exerce un impact considérable sur notre capacité à trouver un sommeil profond et réparateur. L'interaction complexe entre le stress et le sommeil peut entraîner un cycle vicieux, où le stress nuit au sommeil, et la privation de sommeil, à son tour, augmente le niveau de stress.

Dans ce chapitre, nous explorons des stratégies efficaces pour gérer le stress et favoriser un sommeil de qualité, essentiel pour notre bien-être physique et mental.

Comprendre l'Impact du Stress sur le Sommeil

Le stress active le système nerveux sympathique, entraînant une réaction de "lutte ou fuite" qui peut rendre l'endormissement difficile. Cette activation libère des hormones de stress comme le cortisol, qui peuvent perturber les cycles de sommeil naturels et réduire la qualité du sommeil.

De plus, l'anxiété liée aux préoccupations quotidiennes peut empêcher l'esprit de se détendre suffisamment pour permettre un sommeil profond.

Stratégies de Gestion du Stress

Techniques de Relaxation : Des pratiques telles que la méditation, le yoga, et la respiration profonde peuvent réduire significativement le stress. En apaisant l'esprit et en réduisant l'activité du système nerveux sympathique, ces techniques aident à préparer le corps au sommeil.

Routine de Coucher Consistante : Établir une routine de coucher peut signaler à votre corps qu'il est temps de se détendre et de se préparer au sommeil. Cela peut inclure la lecture, l'écoute de musique douce, ou un bain chaud.

Activité Physique Régulière : L'exercice régulier est un excellent moyen de réduire le stress. Cependant, évitez les activités intenses juste avant le coucher, car elles peuvent augmenter votre énergie et rendre l'endormissement plus difficile.

Limitation de la Caféine et de l'Alcool : Ces substances peuvent perturber le sommeil et augmenter les niveaux de stress. Essayez de limiter leur consommation, surtout dans l'après-midi et le soir.

Journal de Gratitude : Prendre quelques minutes chaque soir pour noter les choses pour lesquelles vous êtes reconnaissant peut aider à déplacer l'attention des soucis vers une perspective plus positive.

Importance de la Gestion du Temps et de l'Organisation

Un emploi du temps surchargé et le désordre peuvent augmenter le stress, affectant négativement le sommeil. Adopter des stratégies d'organisation et de gestion du temps peut aider à réduire l'anxiété liée aux tâches quotidiennes et aux obligations, favorisant ainsi un environnement plus propice au sommeil.

Techniques Avancées de Gestion du Stress

Thérapie Cognitivo-Comportementale (TCC) : La TCC peut être particulièrement efficace pour traiter l'insomnie liée au stress. Cette approche aide à identifier et à modifier les pensées et les comportements qui nuisent au sommeil.

Pratiques de Pleine Conscience : Intégrer la pleine conscience dans votre routine quotidienne peut améliorer la gestion du stress et la qualité du sommeil. Des activités comme la méditation pleine conscience peuvent augmenter la capacité à se détendre au moment du coucher.

Créer un Environnement de Sommeil Apaisant

L'environnement dans lequel nous dormons joue un rôle crucial dans la qualité de notre sommeil. Assurez-vous que votre chambre est calme, sombre et à une température confortable. Investir dans un bon matelas et des oreillers peut également contribuer à un sommeil réparateur.

Amélioration de la qualité de vie

En fin de compte, les bienfaits du sommeil profond sur la santé mentale se traduisent par une amélioration générale de la qualité de vie. Un sommeil réparateur nous permet de fonctionner à notre meilleur niveau pendant la journée, améliorant notre performance au travail, nos relations et notre capacité à profiter de la vie.

En investissant dans la qualité de notre sommeil, nous investissons dans notre bonheur et notre satisfaction globale.

La profondeur et la qualité de notre sommeil sont inextricablement liées à notre bien-être mental. Un sommeil profond et réparateur offre un vaste éventail de bienfaits psychologiques, de l'amélioration de la régulation émotionnelle et de la résilience psychologique à la promotion de la créativité et de la gestion du stress.

En reconnaissant l'importance du sommeil pour la santé mentale et en adoptant des habitudes qui favorisent un sommeil profond, nous pouvons améliorer significativement notre qualité de vie et notre bien-être mental.

Conclusion

Le voyage à travers la nuit, au pays du sommeil profond, est une quête essentielle pour notre santé mentale et physique. Ce n'est pas seulement un repos pour le corps, mais une revitalisation profonde de l'esprit, un moment où les soucis de la journée se dissolvent, où le stress s'évapore, et où nous nous reconnectons à notre essence la plus profonde.

Les secrets pour réinitialiser notre horloge biologique résident non seulement dans la connaissance des mécanismes du sommeil mais aussi dans la pratique quotidienne des bonnes habitudes : une alimentation équilibrée, une routine de coucher apaisante, et une réduction de l'exposition à la lumière bleue avant le sommeil.

En cultivant un sanctuaire pour notre sommeil, nous offrons à notre corps et à notre esprit les outils nécessaires pour se régénérer, nous permettant de nous éveiller chaque jour avec un sentiment de renouveau et de possibilités infinies.

Le sommeil profond est notre allié le plus fidèle dans la quête du bien-être, un trésor caché dans les plis silencieux de la nuit, attendant d'être découvert par ceux qui sont prêts à fermer les yeux avec intention.

Alors que nous tournons la dernière page de ce chapitre, souvenons-nous que chaque nuit offre une nouvelle opportunité de voyager vers les profondeurs de notre être, de nous régénérer dans les eaux calmes du sommeil profond, et de nous éveiller à la lumière d'un nouveau jour rempli de promesses et de potentiel.

Le sommeil profond n'est pas seulement un repos, c'est une renaissance quotidienne, un secret ancien pour une vie épanouie et harmonieuse.

Chapitre 15 : Les rythmes circadiens

Les rythmes circadiens, ces oscillations biologiques d'environ 24 heures qui régulent nos cycles de sommeil et d'éveil, jouent un rôle prépondérant dans la qualité de notre sommeil.

Ce chapitre se consacre à dévoiler les mystères des rythmes circadiens et à explorer comment ils influencent notre sommeil, tout en proposant des stratégies pour les harmoniser avec notre vie quotidienne, dans le but d'améliorer la qualité de notre sommeil.

L'Essence des Rythmes Circadiens

Les rythmes circadiens, régis par l'horloge biologique située dans le noyau suprachiasmatique du cerveau, orchestrent une symphonie d'événements physiologiques qui se produisent à des moments précis de la journée.

Ils influencent non seulement le sommeil, mais aussi la température corporelle, la sécrétion d'hormones, la digestion, et bien d'autres fonctions essentielles à notre bien-être.

Le Sommeil et les Rythmes Circadiens : Un Lien Inextricable

La synchronisation de nos rythmes circadiens avec le cycle naturel jour-nuit est cruciale pour un sommeil profond et réparateur. Une perturbation de ces rythmes, comme celle causée par le travail de nuit, le jet lag ou l'exposition excessive à la lumière bleue des écrans avant le coucher, peut entraîner des troubles du sommeil, une somnolence diurne, et une diminution de la vigilance.

Stratégies pour Synchroniser les Rythmes Circadiens

Exposition à la Lumière Naturelle : S'exposer à la lumière naturelle dès le matin aide à réinitialiser l'horloge biologique, favorisant un cycle veille-sommeil régulier.

Réduction de l'Exposition aux Écrans avant le Coucher : La lumière bleue émise par les écrans peut perturber la production de mélatonine, l'hormone du sommeil. Limiter l'utilisation des appareils électroniques avant de dormir peut aider à maintenir les rythmes circadiens en équilibre.

Adoption d'une Routine de Sommeil Régulière : Se coucher et se réveiller à la même heure tous les jours, même le week-end, renforce le cycle naturel du sommeil et améliore sa qualité.

Impacts des Perturbations des Rythmes Circadiens

Les conséquences d'une désynchronisation des rythmes circadiens vont au-delà de la simple fatigue. Elles peuvent inclure des risques accrus pour la santé mentale, tels que la dépression et l'anxiété, une augmentation du risque de maladies cardiovasculaires, de diabète de type 2, et une tendance à l'obésité.

Reconnaître et adresser ces perturbations est donc d'une importance capitale.

Réajustement des Rythmes Circadiens

Pour ceux qui subissent une désynchronisation de leur rythme circadien, plusieurs approches peuvent aider à rétablir l'équilibre :

Thérapie par la Lumière : Utiliser des lampes de luminothérapie spécialement conçues peut aider à réajuster l'horloge interne, particulièrement utile pour les travailleurs de nuit ou les personnes souffrant de trouble affectif saisonnier.

Suppléments de Mélatonine : Sous conseil médical, la mélatonine peut aider à réajuster les cycles de sommeil, notamment pour gérer le jet lag.

Témoignage sur l'Importance du Sommeil Régulier

Depuis que j'ai découvert l'importance des rythmes circadiens pour le sommeil, ma vie a pris un nouvel élan. En comprenant ces cycles naturels, j'ai ajusté mes habitudes pour mieux les respecter. Je me couche et me lève désormais à des heures régulières, ce qui a considérablement amélioré la qualité de mon sommeil.

En synchronisant mes activités avec mes rythmes biologiques, je ressens une sensation de bien-être et de vitalité chaque matin. Ce témoignage illustre l'impact puissant des rythmes circadiens sur notre repos et notre santé globale.

Conclusion

Comprendre et respecter les rythmes circadiens est essentiel pour un sommeil profond et réparateur. Par des ajustements simples dans nos routines quotidiennes, nous pouvons améliorer significativement la qualité de notre sommeil, et par extension, notre santé globale.

Adopter des stratégies pour aligner notre mode de vie avec nos rythmes circadiens naturels nous permet de vivre en harmonie avec notre biologie intrinsèque, optimisant notre bien-être général.

En se concentrant sur les indicateurs clés de la qualité du sommeil et en exploitant les ressources technologiques disponibles, nous pouvons développer une meilleure conscience de nos habitudes de sommeil et de leur impact sur notre vie quotidienne.

De plus, l'interaction avec des professionnels de la santé du sommeil peut offrir des perspectives et des solutions personnalisées pour surmonter les défis liés au sommeil.

Que ce soit à travers l'utilisation de la technologie ou grâce à des évaluations cliniques, l'objectif reste le même : optimiser la qualité de notre sommeil pour une vie plus saine et plus épanouie.

Il est essentiel de reconnaître que le sommeil de qualité est une composante cruciale de notre bien-être global. En prenant des mesures concrètes pour évaluer et améliorer notre sommeil, nous posons les bases d'une meilleure santé physique, mentale et émotionnelle.

Ce processus d'évaluation continue et d'ajustement nous permet de répondre aux besoins changeants de notre corps et de notre esprit, garantissant que le sommeil reste un pilier de notre santé globale.

En conclusion, l'évaluation de la qualité du sommeil est une démarche proactive vers un bien-être amélioré. À travers une meilleure compréhension de nos habitudes de sommeil et l'adoption de stratégies d'amélioration, nous pouvons jouir des innombrables bienfaits d'un sommeil profond et réparateur.

Notre quête d'un sommeil de qualité est un voyage continu, mais avec les outils et les connaissances appropriés, c'est un voyage qui promet d'améliorer considérablement notre qualité de vie.

Chapitre 16 : Les méthodes naturelles pour le sommeil

Ce chapitre met en lumière l'importance d'approches naturelles et accessibles pour améliorer la qualité de notre sommeil, soulignant des méthodes basées sur des pratiques séculaires et des découvertes scientifiques récentes.

Les Bienfaits des Approches Naturelles

L'avantage des méthodes naturelles réside dans leur capacité à améliorer le sommeil sans les effets secondaires souvent associés aux interventions pharmacologiques.

Ces stratégies travaillent en harmonie avec les rythmes naturels du corps, favorisant une approche plus douce et durable de l'amélioration du sommeil.

Régulation de l'Exposition à la Lumière

La lumière joue un rôle crucial dans la régulation de notre horloge biologique. Maximiser l'exposition à la lumière naturelle pendant la journée et réduire l'exposition à la lumière bleue émanant des écrans le soir peut aider à synchroniser notre cycle veille-sommeil avec l'environnement naturel.

Pratiques de Relaxation

Des techniques telles que la méditation, le yoga nidra, et la relaxation progressive des muscles peuvent réduire significativement le stress et l'anxiété, qui sont souvent des obstacles majeurs à un sommeil profond.

L'intégration de ces pratiques dans notre routine du soir peut préparer notre corps et notre esprit au repos.

Alimentation et Sommeil

L'impact de notre alimentation sur le sommeil est considérable. Inclure des aliments riches en tryptophane, magnésium, et calcium peut favoriser la production de mélatonine et améliorer la qualité du sommeil. Éviter la caféine et les repas lourds avant le coucher peut également contribuer à un sommeil plus paisible.

Activité Physique Régulière

L'exercice régulier, particulièrement lorsqu'il est pratiqué le matin ou l'après-midi, peut améliorer la durée et la qualité du sommeil. L'activité physique agit comme un régulateur naturel du sommeil, en augmentant la durée du sommeil profond et en facilitant l'endormissement.

Environnement Optimisé pour le Sommeil

Créer un sanctuaire dédié au sommeil, où le confort, la température, et l'obscurité sont soigneusement contrôlés, peut grandement améliorer la qualité de notre sommeil.

L'utilisation de masques pour les yeux, de bouchons d'oreilles, ou d'appareils produisant un bruit blanc sont des moyens efficaces pour éliminer les distractions et les perturbations.

Techniques de Respiration

Des techniques de respiration comme la respiration 4-7-8 peuvent aider à calmer l'esprit et à préparer le corps au sommeil. Ces méthodes facilitent la transition vers un état de relaxation profonde, réduisant le temps d'endormissement et améliorant la qualité globale du sommeil.

Herbes et Suppléments

Certaines herbes et suppléments, comme la valériane, la camomille, et la mélatonine, ont démontré leur efficacité pour améliorer le sommeil.

Cependant, il est important de consulter un professionnel de santé avant de commencer tout supplément, pour s'assurer qu'il n'y ait pas d'interactions ou d'effets secondaires indésirables.

Les méthodes naturelles pour améliorer le sommeil offrent une approche globale et personnalisable pour traiter les difficultés liées au sommeil.

En intégrant ces stratégies dans notre vie quotidienne, nous pouvons favoriser un sommeil plus profond et réparateur, sans recourir à des solutions pharmacologiques.

Ces pratiques, en harmonie avec les besoins naturels de notre corps, ouvrent la voie à une meilleure santé et un bien-être accru.

Techniques de Méditation et Mindfulness

La méditation et les pratiques de pleine conscience ont montré une efficacité remarquable dans l'amélioration de la qualité du sommeil. En aidant à calmer l'esprit et à réduire le stress, ces techniques peuvent faciliter l'endormissement et améliorer la continuité du sommeil.

La méditation guidée, en particulier, offre des séances dédiées au sommeil qui peuvent être particulièrement utiles pour ceux qui luttent contre l'insomnie ou le sommeil agité.

Huiles Essentielles et Aromathérapie

L'aromathérapie, l'utilisation d'huiles essentielles pour promouvoir la santé et le bien-être, peut être un complément efficace à votre routine de sommeil. Certaines huiles, comme la lavande, ont été scientifiquement prouvées pour favoriser la relaxation et améliorer la qualité du sommeil.

L'application d'huiles essentielles par diffusion dans la chambre ou par application topique (avec une huile de support) avant le coucher peut aider à créer un environnement propice au sommeil réparateur.

Alimentation Favorable au Sommeil

Ce que nous mangeons à un impact significatif sur notre sommeil. Les aliments riches en magnésium (comme les amandes, les épinards et les bananes) et ceux contenant du tryptophane (comme la dinde et les produits laitiers) peuvent favoriser le sommeil en soutenant la production de mélatonine, l'hormone du sommeil. Il est également conseillé d'éviter les repas lourds, la caféine et l'alcool près de l'heure du coucher pour ne pas perturber le sommeil.

Pratiques de Relaxation Physique

Des techniques telles que le yoga ou les étirements doux avant le coucher peuvent aider à détendre le corps et à préparer le sommeil.

Des pratiques spécifiques conçues pour le sommeil, comme le yoga Nidra, offrent des séquences qui favorisent le relâchement des tensions corporelles et la tranquillité de l'esprit, facilitant ainsi l'entrée dans le sommeil profond.

Gestion de l'Environnement de Sommeil

L'optimisation de l'environnement de sommeil est cruciale pour un sommeil réparateur. Cela comprend le maintien d'une chambre fraîche, sombre et silencieuse. Investir dans un bon matelas et des oreillers confortables, ainsi que dans des draps de qualité, peut également améliorer significativement la qualité du sommeil.

Le blocage des sources de lumière et la réduction du bruit ambiant avec des bouchons d'oreilles ou une machine à bruit blanc peuvent aider ceux qui sont particulièrement sensibles.

Les méthodes naturelles pour améliorer le sommeil représentent une approche holistique et personnalisable pour aborder les difficultés liées au sommeil. En intégrant ces stratégies dans notre vie quotidienne, nous pouvons encourager un sommeil plus profond et réparateur, essentiel pour notre santé physique et mentale.

Ces pratiques, alignées sur les rythmes naturels du corps, offrent une alternative douce et durable aux solutions pharmacologiques, ouvrant la voie vers un bien-être amélioré et une qualité de vie enrichie.

En reconnaissant l'importance du sommeil pour la santé globale et en prenant des mesures actives pour en améliorer la qualité, nous investissons dans notre bien-être le plus précieux.

Poursuivant avec le chapitre sur les méthodes naturelles pour améliorer le sommeil, il est essentiel de reconnaître l'importance d'une approche intégrée qui prend en compte non seulement nos actions directes avant le coucher mais aussi nos habitudes de vie générales qui influencent la qualité de notre repos.

La Cohérence du Rythme de Sommeil

L'un des facteurs les plus influents pour améliorer la qualité du sommeil est de maintenir une constance dans nos horaires de sommeil et de réveil.

Cela aide à réguler notre horloge biologique interne, rendant le sommeil plus profond et réparateur. Même les week-ends et les jours de repos, tenter de respecter ces horaires favorise un cycle veille-sommeil stable.

L'Importance de l'Exercice

L'activité physique régulière est un puissant promoteur de sommeil. L'exercice non seulement épuise physiquement le corps, le préparant pour un repos profond, mais il réduit aussi le stress et l'anxiété, deux grands perturbateurs du sommeil.

Cependant, il est recommandé d'éviter les exercices intenses en fin de soirée, car ils peuvent augmenter l'énergie et rendre l'endormissement plus difficile.

La Réduction de la Consommation de Stimulants

La caféine et la nicotine sont des stimulants qui peuvent considérablement perturber le sommeil.

Réduire ou éviter leur consommation, en particulier dans les heures précédant le coucher, peut aider à améliorer la qualité du sommeil. De même, bien que l'alcool puisse initialement sembler favoriser l'endormissement, il nuit à la qualité du sommeil en perturbant les cycles de sommeil plus tard dans la nuit.

Techniques de Gestion du Stress

Étant donné que le stress est un facteur majeur d'insomnie et de perturbation du sommeil, des techniques de gestion du stress telles que la journalisation, la thérapie cognitivo-comportementale, et même des activités créatives peuvent aider à calmer l'esprit avant le coucher.

Ces activités peuvent diminuer le flot de pensées anxieuses et favoriser un état de relaxation propice au sommeil.

Nutrition et Sommeil

Ce que nous mangeons à un impact direct sur notre sommeil. Des dîners légers favorisent un endormissement plus facile. Des aliments riches en tryptophane, comme les noix, les graines, et les produits laitiers, peuvent améliorer la qualité du sommeil en favorisant la production de sérotonine, précurseur de la mélatonine.

La Préparation à la Nuit

Créer un rituel de coucher peut signaler à votre corps qu'il est temps de se détendre et de se préparer au sommeil. Cela peut inclure la lecture, les bains chauds, ou l'écoute de musique douce. Éviter l'utilisation de dispositifs électroniques qui émettent de la lumière bleue aide également à prévenir la perturbation des niveaux de mélatonine.

Conclusion

Les stratégies naturelles pour améliorer le sommeil embrassent une approche globale, reconnaissant que le sommeil de qualité dépend de l'équilibre entre nos activités quotidiennes, nos habitudes alimentaires, notre gestion du stress et notre environnement physique.

En ajustant ces aspects de notre vie, nous pouvons créer des conditions favorables à un sommeil profond et réparateur, fondamental pour notre santé et bien-être général.

Le voyage vers une meilleure qualité de sommeil est personnel et unique pour chacun, mais en intégrant ces méthodes naturelles, nous pouvons tous trouver notre chemin vers des nuits plus paisibles et plus réparatrices.

Chapitre 17 : La technologie au service du sommeil

Dans l'ère moderne, où la technologie façonne chaque aspect de notre quotidien, il n'est pas surprenant que des solutions technologiques aient été développées pour améliorer la qualité de notre sommeil.

Ce chapitre explore divers outils et applications conçus pour optimiser notre sommeil, démontrant comment la technologie peut être un allié précieux dans la quête d'un repos nocturne réparateur.

L'avènement des Applications de Sommeil

Applications de Suivi du Sommeil : De nombreuses applications mobiles offrent désormais des fonctionnalités de suivi du sommeil, utilisant les capteurs intégrés dans les smartphones ou les montres connectées pour surveiller les cycles de sommeil, la durée et la qualité du repos.

Ces applications peuvent fournir des analyses détaillées de nos habitudes de sommeil et suggérer des ajustements pour améliorer notre sommeil.

Applications de Méditation et de Relaxation : Des applications dédiées à la méditation et à la relaxation proposent des séances guidées conçues pour préparer le corps et l'esprit au sommeil.

À travers des techniques de respiration, de méditation ou encore des histoires audios relaxantes, ces outils visent à réduire le stress et l'anxiété, facilitant ainsi l'endormissement.

Dispositifs Technologiques pour le Sommeil

Montres et Bracelets Connectés : Ces dispositifs portables ne se contentent pas de suivre l'activité physique ; ils offrent également des fonctionnalités avancées de suivi du sommeil, mesurant la fréquence cardiaque, les mouvements corporels, et même les cycles de sommeil REM et non-REM. En fournissant des données précises sur la qualité de notre sommeil, ils nous aident à identifier les facteurs perturbateurs et à adopter des habitudes de sommeil plus saines.

Lampes et Réveils Lumineux : Les lampes et réveils simulant l'aube utilisent une lumière progressivement croissante pour réveiller l'utilisateur de manière naturelle, imitant le lever du soleil. Cette méthode douce aide à réguler les cycles de sommeil et de veille, particulièrement utile pour ceux qui ont du mal à se lever le matin.

La Luminothérapie au Service du Sommeil

La luminothérapie, utilisant des lampes spéciales émettant une lumière imitant la lumière naturelle du soleil, est particulièrement efficace pour traiter les troubles affectifs saisonniers (TAS) mais également pour ajuster les rythmes circadiens perturbés, favorisant ainsi un meilleur sommeil.

Les Applications de Bruit Blanc

Les applications et dispositifs produisant des sons de fond ou du bruit blanc peuvent masquer les bruits perturbateurs, créant un environnement sonore constant qui favorise l'endormissement et le maintien du sommeil.

Ces outils sont particulièrement utiles dans des environnements bruyants ou pour les personnes sensibles aux variations sonores nocturnes.

Avantages et Limites

Bien que la technologie offre des outils précieux pour améliorer la qualité du sommeil, il est important de noter que leur utilisation doit être équilibrée. L'exposition à des écrans avant le coucher, par exemple, peut être contre-productive en raison de la lumière bleue qu'ils émettent.

Il est donc conseillé d'utiliser ces technologies de manière judicieuse, en complément d'une bonne hygiène de sommeil.

L'intégration de la technologie dans notre routine de sommeil présente un potentiel considérable pour améliorer la qualité de notre repos nocturne.

En exploitant judicieusement les applications et les dispositifs disponibles, nous pouvons bénéficier d'un sommeil plus profond et plus réparateur.

Toutefois, il est crucial de maintenir un équilibre et de ne pas laisser la technologie perturber notre environnement de sommeil naturel.

Évaluation et amélioration du sommeil : Une approche technologique

Dans notre quête incessante pour un sommeil de qualité, la technologie moderne offre une panoplie d'outils et d'applications conçus pour surveiller, analyser et améliorer nos habitudes de sommeil.

Ces outils varient des applications simples sur nos smartphones à des dispositifs portables avancés, chacun avec l'objectif commun de nous aider à atteindre un sommeil profond et réparateur.

Applications Mobiles pour un Sommeil Réparateur

Les applications de sommeil, accessibles via nos smartphones, proposent diverses fonctionnalités comme la génération de sons apaisants, des méditations guidées pour le sommeil, et des alarmes intelligentes qui nous réveillent pendant les phases de sommeil léger.

Des applications populaires comme "Headspace" et "Calm" offrent des programmes dédiés à l'amélioration du sommeil, s'appuyant sur des techniques de relaxation et de méditation pour aider à s'endormir plus facilement.

Montres et Bracelets Connectés : Les Gardiens de Notre Sommeil

Les dispositifs portables ont révolutionné la façon dont nous approchons le suivi de notre santé, y compris notre sommeil. Des produits comme la Fitbit, l'Apple Watch, et le Garmin, utilisent des capteurs pour suivre les cycles de sommeil, mesurant la durée des phases de sommeil léger, profond et REM.

Ces données, présentées via des applications compagnons, nous permettent d'identifier des patterns dans nos habitudes de sommeil et d'apporter des ajustements pour améliorer la qualité de notre repos.

Lits et Oreillers Intelligents : La Convergence du Confort et de la Technologie

Au-delà des appareils portables, la technologie du sommeil s'étend à notre environnement de sommeil immédiat. Les lits et oreillers intelligents, équipés de capteurs, ajustent automatiquement leur fermeté et leur position pour maximiser le confort et soutenir les phases de sommeil profond.

Des produits comme le Sleep Number bed offrent une personnalisation sans précédent, promettant une expérience de sommeil optimale adaptée aux besoins individuels de chaque utilisateur.

Lampes et Réveils Lumineux : Imiter l'Aube pour un Réveil Naturel

La lumière joue un rôle crucial dans la régulation de notre horloge biologique. Les lampes et réveils lumineux simulent le lever du soleil, offrant un moyen plus naturel de se réveiller.

En augmentant progressivement la quantité de lumière, ces dispositifs aident à réduire la sensation de grogginess au réveil, facilitant un début de journée plus doux et plus énergique.

Conclusion : Un Sommeil Amélioré Grâce à la Technologie

Alors que la technologie continue d'évoluer, elle offre des avenues prometteuses pour combattre les troubles du sommeil et améliorer la qualité de notre repos.

En incorporant ces outils dans notre routine nocturne, nous pouvons non seulement mieux comprendre nos habitudes de sommeil mais aussi prendre des mesures actives pour améliorer notre bien-être global.

Néanmoins, il est crucial d'utiliser la technologie de manière judicieuse, en veillant à ce que notre quête d'un sommeil parfait ne se transforme pas en une source supplémentaire de stress. Comme pour tout dans la vie, l'équilibre est la clé.

Chapitre 18 : Les rituels du coucher pour le sommeil

L'établissement de rituels de coucher peut jouer un rôle crucial dans l'amélioration de la qualité de notre sommeil. Ces routines signalent à notre corps et à notre esprit qu'il est temps de se détendre et de se préparer au sommeil, facilitant ainsi la transition vers un sommeil profond et réparateur.

Ce chapitre explore diverses stratégies et pratiques qui peuvent enrichir nos rituels du coucher et améliorer significativement notre sommeil.

La Détente Physique et Mentale

Techniques de relaxation : Des méthodes telles que la respiration profonde, la méditation, et la visualisation peuvent aider à calmer l'esprit et à réduire le stress, facilitant l'endormissement. Pratiquer ces techniques juste avant le coucher peut diminuer l'anxiété et améliorer la qualité du sommeil.

Bain chaud ou douche : Prendre un bain chaud ou une douche environ une heure avant le coucher peut aider à relaxer les muscles et à abaisser la température corporelle, un signal pour le corps qu'il est temps de dormir.

Préparation de l'Environnement de Sommeil

Optimisation de l'environnement : S'assurer que la chambre est sombre, silencieuse, et à une température agréable peut significativement améliorer la qualité du sommeil. L'utilisation de rideaux occultants, de bouchons d'oreilles ou de machines à bruit blanc peut contribuer à créer un environnement propice au sommeil.

Choix de la literie : Investir dans un matelas, des oreillers et des draps confortables peut faire une grande différence dans la qualité du sommeil. La literie doit être adaptée aux préférences personnelles et soutenir une bonne posture de sommeil.

Alimentation et Hydratation

Attention à l'alimentation : Éviter les repas lourds, la caféine, et l'alcool avant le coucher peut prévenir les troubles du sommeil. Opter pour un encas léger, si nécessaire, peut aider à éviter la faim nocturne sans perturber le sommeil.

Tisanes relaxantes : Boire une tisane aux herbes telles que la camomille ou la valériane peut avoir un effet calmant et favoriser l'endormissement.

Activités Apaisantes

Lecture : Lire un livre peut être une excellente façon de se détendre avant le coucher. Cela aide à éloigner l'esprit des soucis quotidiens et à le préparer au sommeil.

Écriture dans un journal : Prendre quelques minutes pour écrire dans un journal peut aider à libérer les pensées et les préoccupations accumulées pendant la journée, clarifiant l'esprit pour un meilleur sommeil.

Limitation de l'Exposition aux Écrans

Réduire l'exposition aux écrans : La lumière bleue émise par les écrans peut perturber la production de mélatonine, l'hormone du sommeil. Éviter l'utilisation de dispositifs électroniques au moins une heure avant le coucher est recommandé pour favoriser un sommeil de qualité.

Exercices Légers

Étirements doux ou yoga : Pratiquer des étirements légers ou du yoga peut aider à détendre le corps et à soulager les tensions, facilitant ainsi l'endormissement.

En intégrant ces rituels dans notre routine nocturne, nous pouvons créer un environnement et une attitude favorables au sommeil profond. Ces pratiques ne servent pas seulement à améliorer la qualité de notre sommeil ; elles enrichissent également notre bien-être général en nous offrant des moments de calme et de réflexion dans nos vies trépidantes.

La clé est de trouver les rituels qui nous conviennent le mieux et de les rendre partie intégrante de notre routine du coucher.

Intégration de la Nature dans la Routine du Coucher

Sons naturels pour l'endormissement : L'écoute de sons de la nature, tels que le bruissement des feuilles, le clapotis de l'eau ou le chant des oiseaux, peut créer un environnement apaisant propice au sommeil.

Des applications et des dispositifs sonores offrent une large gamme de ces sons naturels, aidant à masquer le bruit de fond et à induire la relaxation.

Aromathérapie : L'utilisation d'huiles essentielles comme la lavande, le bois de santal ou le jasmin dans un diffuseur peut aider à détendre l'esprit et le corps. L'aromathérapie, utilisée avec parcimonie et de manière sécuritaire, peut être un ajout bénéfique à la routine du coucher.

Gestion des Préoccupations Quotidiennes

La "boîte à soucis" : Pour ceux qui ont du mal à éteindre leur cerveau en raison des préoccupations quotidiennes, l'idée d'une "boîte à soucis" peut être utile.

Avant de se coucher, écrire ses inquiétudes sur un bout de papier et les placer dans une boîte peut symboliquement mettre ces pensées de côté pour la nuit, aidant à clarifier l'esprit.

Planification du lendemain : Prendre quelques minutes pour planifier la journée suivante peut également aider à réduire l'anxiété au coucher.

Noter les tâches importantes ou préparer les vêtements pour le lendemain peut contribuer à un sentiment de préparation et de contrôle, facilitant l'endormissement.

Approfondissement des Pratiques de Relaxation

Techniques avancées de respiration : En plus de la respiration profonde, des techniques telles que la respiration alternée par les narines peut aider à équilibrer le système nerveux et à favoriser la détente. Explorer différentes méthodes peut révéler celle qui est la plus efficace pour chacun.

Méditation guidée spécifique au sommeil : Avec l'abondance de ressources disponibles en ligne et via des applications, trouver une méditation guidée conçue spécifiquement pour le sommeil peut fournir un outil puissant pour l'endormissement. Ces méditations visent à détacher progressivement l'esprit de l'agitation quotidienne et à l'orienter vers un état de repos.

Aménagement de l'Espace de Sommeil

Personnalisation de l'espace de sommeil : Créer un environnement qui reflète la tranquillité et le confort personnel peut renforcer la connexion entre le coucher et le sommeil. Cela peut inclure l'ajout de couleurs douces, la réduction du désordre ou l'incorporation d'éléments personnels qui évoquent la relaxation.

Conclusion

Les rituels du coucher jouent un rôle indispensable dans la préparation de notre corps et de notre esprit au sommeil. En adoptant une approche intentionnelle et en intégrant des pratiques qui favorisent la détente et la sérénité, nous pouvons considérablement améliorer la qualité de notre sommeil.

Chaque stratégie mentionnée dans ce chapitre offre une voie vers un sommeil plus paisible et réparateur, soulignant l'importance de personnaliser nos routines du coucher pour répondre à nos besoins uniques.

En cultivant ces rituels, nous honorons non seulement notre besoin de repos mais nous nous donnons également les moyens d'accueillir chaque nouvelle journée avec énergie et vitalité.

Chapitre 19 : Le sommeil profond chez les enfants

Le sommeil profond joue un rôle crucial dans le développement et le bien-être des enfants et des adolescents. Cette phase essentielle du sommeil, caractérisée par des ondes cérébrales lentes et profondes, est le moment où le corps et l'esprit se régénèrent, favorisant la croissance physique, la maturation cérébrale, et le traitement émotionnel.

Cependant, de nombreux facteurs peuvent perturber le sommeil profond chez cette population, entraînant des conséquences sur leur santé, leur développement, et leur performance quotidienne.

L'importance du sommeil profond pour le développement

Croissance physique : Le sommeil profond stimule la libération de l'hormone de croissance, essentielle pour le développement physique des enfants et des adolescents. Cette hormone favorise la croissance osseuse, le renforcement musculaire, et la réparation des tissus.

Développement cérébral : Pendant le sommeil profond, le cerveau des jeunes se développe et se restructure. Cette période est cruciale pour la maturation des zones cérébrales responsables du traitement des informations, de la mémoire, et de l'apprentissage.

Régulation émotionnelle : Le sommeil profond aide les enfants et les adolescents à traiter et à réguler leurs émotions. Un manque de sommeil peut entraîner des sautes d'humeur, de l'irritabilité, et une vulnérabilité accrue au stress.

Facteurs perturbant le sommeil profond

Exposition aux écrans : La lumière bleue émise par les écrans de téléphones, tablettes, et ordinateurs peut perturber la production de mélatonine, retardant l'endormissement et réduisant la qualité du sommeil profond.

Pressions scolaires et activités : Les devoirs, les examens, et un emploi du temps chargé peuvent augmenter le stress et l'anxiété, nuisant à la capacité de s'endormir profondément.

Changements hormonaux : La puberté entraîne des modifications hormonales qui peuvent modifier les cycles de sommeil, rendant plus difficile l'obtention d'un sommeil profond et réparateur.

Stratégies pour améliorer le sommeil profond

Routine de coucher : Établir une routine de coucher régulière aide à synchroniser l'horloge biologique interne, favorisant un endormissement plus facile et un sommeil profond plus réparateur.

Limitation de l'exposition aux écrans : Encourager une pause d'écran d'au moins une heure avant le coucher peut améliorer significativement la qualité du sommeil.

Activité physique : L'exercice régulier, mais pas juste avant le coucher, peut aider les enfants et les adolescents à mieux dormir et à atteindre plus facilement le sommeil profond.

L'impact d'un sommeil profond insuffisant

Problèmes de comportement et d'apprentissage : Un manque de sommeil profond peut conduire à des difficultés de concentration, une diminution des performances scolaires, et des comportements impulsifs ou hyperactifs.

Risques pour la santé physique : Un sommeil profond insuffisant est associé à un risque accru d'obésité, de diabète de type 2, et de troubles immunitaires chez les jeunes.

Bien-être émotionnel : Les adolescents privés de sommeil profond sont plus susceptibles de souffrir de dépression, d'anxiété, et de faible estime de soi.

Le sommeil profond est fondamental pour le développement sain des enfants et des adolescents. Les parents et les éducateurs jouent un rôle clé dans la promotion de bonnes habitudes de sommeil, essentielles pour le bien-être physique, mental, et émotionnel des jeunes.

Reconnaître et adresser les obstacles au sommeil profond peut conduire à des améliorations significatives non seulement dans la santé et le développement des jeunes, mais aussi dans leur qualité de vie quotidienne.

Appréhender et juger la qualité du sommeil sont des démarches cruciales afin d'atteindre un sommeil profond et réparateur. En se focalisant sur les indicateurs clés de cette qualité et en utilisant les ressources technologiques et les conseils professionnels disponibles, nous pouvons entreprendre des actions éclairées pour améliorer notre sommeil.

Que ce soit à travers des changements de comportement, l'utilisation d'outils de suivi du sommeil, ou la consultation de spécialistes, chaque pas dans cette direction est un pas vers un bien-être amélioré.

Stratégies pour améliorer la qualité du sommeil basées sur l'évaluation

Une fois la qualité du sommeil évaluée, il est crucial de mettre en œuvre des stratégies ciblées pour aborder les défis identifiés. Voici quelques stratégies efficaces :

Optimisation de l'environnement de sommeil : Assurer une chambre propice au sommeil, qui soit sombre, calme, et à une température confortable. L'utilisation de masques pour les yeux, de bouchons d'oreilles, ou d'appareils de bruit blanc peut également contribuer à un meilleur sommeil.

Établissement d'une routine pré-coucher : Mettre en place une routine relaxante avant le coucher peut signaler au corps qu'il est temps de se détendre et de se préparer au sommeil. Cela peut inclure la lecture, des étirements légers, ou des techniques de relaxation telles que la méditation ou la respiration profonde.

Limitation de l'exposition à la lumière bleue : Réduire l'utilisation d'appareils électroniques tels que smartphones, tablettes, et ordinateurs au moins une heure avant le coucher pour minimiser l'impact de la lumière bleue sur les niveaux de mélatonine et favoriser l'endormissement.

Adoption d'un horaire de sommeil régulier : Aller au lit et se réveiller à des heures constantes aide à réguler l'horloge biologique du corps et peut améliorer la qualité du sommeil sur le long terme.

Gestion de l'apport alimentaire et de la consommation de stimulants : Éviter les repas lourds, la caféine, et l'alcool avant le coucher peut prévenir les perturbations du sommeil.

Témoignage sur l'Importance du Sommeil Profond chez les Enfants

Depuis que j'ai commencé à m'intéresser au sommeil profond chez les enfants et les adolescents, j'ai remarqué un changement significatif dans la vie de ma famille. En comprenant l'importance de ce stade de sommeil crucial pour leur développement, nous avons mis en place des routines nocturnes plus structurées.

Nous limitons les écrans avant le coucher, favorisons un environnement calme et propice au repos, et encourageons des horaires de sommeil réguliers.

Nos enfants se réveillent désormais plus reposés, plus concentrés et de meilleure humeur. Ce témoignage souligne l'impact positif d'un sommeil profond sur le bien-être des jeunes.

Conclusion

L'évaluation de la qualité du sommeil est une étape cruciale pour comprendre et améliorer notre repos nocturne. En utilisant les outils et les stratégies à notre disposition, nous pouvons prendre des mesures concrètes vers un sommeil plus profond et réparateur, ce qui entraîne des répercussions positives sur notre santé physique, mentale, et notre bien-être général.

Chapitre 20 : Le sommeil chez les personnes âgées

Le sommeil profond, une phase essentielle du cycle de sommeil pour la régénération et la réparation du corps, tend à diminuer avec l'âge. Cette réduction peut entraîner des conséquences significatives sur la santé physique et mentale des personnes âgées, affectant leur qualité de vie.

Dans ce chapitre, nous explorerons les défis liés au sommeil profond chez les personnes âgées et proposerons des stratégies pour améliorer leur qualité de sommeil.

Comprendre les changements dans le sommeil avec l'âge

Dynamique du sommeil chez les personnes âgées : Avec l'âge, les cycles de sommeil subissent des changements significatifs. La portion de sommeil profond (sommeil à ondes lentes) diminue, ce qui rend le sommeil plus fragmenté et moins réparateur. Ces changements peuvent être exacerbés par divers facteurs de santé et environnementaux.

Causes des perturbations du sommeil : Plusieurs facteurs contribuent à la diminution du sommeil profond chez les personnes âgées, incluant les changements physiologiques liés à l'âge, les conditions médicales chroniques, les médicaments, ainsi que les troubles du sommeil tels que l'apnée du sommeil et le syndrome des jambes sans repos.

Impacts de la réduction du sommeil profond

Conséquences sur la santé physique : La diminution du sommeil profond affecte la capacité du corps à se régénérer, ce qui peut aggraver les conditions médicales existantes et augmenter le risque de nouvelles maladies. La réparation cellulaire, la régulation hormonale, et le renforcement du système immunitaire sont particulièrement impactés.

Effets sur la santé mentale : Le manque de sommeil profond peut également avoir un impact négatif sur la santé mentale, augmentant les risques de troubles tels que la dépression, l'anxiété, et la confusion. De plus, la diminution de la qualité du sommeil peut affecter la mémoire et les fonctions cognitives.

Stratégies pour améliorer le sommeil profond chez les personnes âgées

Hygiène de sommeil : Adopter une bonne hygiène de sommeil est essentiel. Cela inclut la création d'un environnement de sommeil optimal, le maintien d'horaires de sommeil réguliers, et la limitation de la consommation de stimulants.

Gestion des conditions médicales : Il est important de traiter activement les conditions médicales susceptibles d'affecter le sommeil, en collaboration avec les professionnels de santé.

Exercice physique régulier : L'activité physique adaptée à l'âge peut améliorer la qualité du sommeil. Les exercices doux, comme la marche ou le yoga, sont particulièrement bénéfiques.

Stratégies de relaxation : Les techniques de relaxation, telles que la méditation, la respiration profonde, ou l'écoute de musique douce, peuvent aider à faciliter la transition vers le sommeil.

Consultation professionnelle : Pour les troubles du sommeil persistants, une consultation avec un spécialiste du sommeil peut s'avérer nécessaire. Des évaluations spécialisées peuvent identifier les troubles spécifiques du sommeil et orienter vers des traitements appropriés.

Utilisation prudente des aides au sommeil : Bien que certains médicaments puissent être prescrits pour aider au sommeil, leur utilisation doit être étroitement surveillée en raison des potentiels effets secondaires et du risque de dépendance.

La gestion du sommeil chez les personnes âgées est un défi qui nécessite une approche holistique, tenant compte des multiples facettes de leur santé et de leur environnement. En abordant les obstacles au sommeil profond de manière proactive, il est possible d'améliorer significativement la qualité de leur repos et, par extension, leur qualité de vie.

La clé réside dans la combinaison d'une bonne hygiène de sommeil, d'un traitement approprié des conditions médicales, d'une activité physique régulière, et d'une utilisation prudente des aides au sommeil.

La compréhension et l'évaluation de la qualité du sommeil représentent des étapes indispensables pour parvenir à un sommeil profond et réparateur.

En mettant l'accent sur les critères essentiels de cette qualité et en exploitant les ressources technologiques ainsi que les conseils spécialisés à notre disposition, nous sommes en mesure de prendre des décisions éclairées pour optimiser notre repos.

Mettre en œuvre des changements basés sur l'évaluation

Une fois que nous avons une idée claire de la qualité de notre sommeil et des domaines nécessitant une amélioration, il est temps de mettre en œuvre des changements ciblés. Voici quelques stratégies basées sur les évaluations courantes :

Amélioration de l'hygiène de sommeil : Cela peut inclure l'établissement d'une routine de coucher cohérente, la limitation de l'exposition à la lumière bleue avant le coucher, et la création d'un environnement de sommeil propice, exempt de bruits et de distractions.

Gestion du stress : Les techniques de relaxation, telles que la méditation, le yoga, ou la respiration profonde, peuvent aider à réduire le stress et favoriser un meilleur sommeil.

Optimisation de l'alimentation et de l'exercice : Éviter la caféine et les repas lourds avant le coucher, ainsi qu'intégrer une activité physique régulière pendant la journée, peuvent améliorer significativement la qualité du sommeil.

Suivi et ajustement : Utiliser des dispositifs de suivi du sommeil ou continuer à tenir un journal de sommeil pour évaluer l'efficacité des changements apportés et ajuster les stratégies au besoin.

Témoignage sur le Sommeil Profond et le Bien-être des Aînés

Depuis que j'ai commencé à comprendre l'importance du sommeil profond chez les personnes âgées, ma perspective sur le vieillissement a totalement changé.

En prenant conscience de la valeur de ce stade de sommeil pour leur santé physique et mentale, j'ai encouragé mes proches âgés à adopter de meilleures habitudes de sommeil. Nous avons créé un environnement propice au repos, limité les stimulations avant le coucher et promu la relaxation.

Grâce à ces changements, ils se réveillent plus rafraîchis, plus alertes et plus énergiques. Ce témoignage illustre l'importance cruciale d'un sommeil profond pour le bien-être des personnes âgées.

Conclusion

Évaluer la qualité de notre sommeil est une étape cruciale pour comprendre et améliorer notre bien-être global. En identifiant les domaines à améliorer et en mettant en œuvre des stratégies ciblées, nous pouvons travailler vers un sommeil plus profond et réparateur, bénéfique à la fois pour notre santé physique et mentale.

Un engagement envers l'amélioration de la qualité du sommeil est un investissement dans notre santé globale, nous permettant de vivre une vie plus épanouie et productive.

Chapitre 21 : Les effets des médicaments

La relation entre les médicaments et le sommeil est complexe et bidirectionnelle. Alors que certains médicaments sont prescrits spécifiquement pour traiter les troubles du sommeil, d'autres peuvent avoir un impact inattendu sur la qualité et la durée du sommeil.

Dans ce chapitre, nous explorons comment différents médicaments peuvent affecter le sommeil, les mécanismes sous-jacents de ces effets, et comment gérer les potentiels impacts négatifs sur le sommeil.

Médicaments Prescrits pour le Sommeil

Les hypnotiques et les sédatifs, tels que les benzodiazépines et les non-benzodiazépines, sont souvent prescrits pour traiter l'insomnie. Ces médicaments agissent en augmentant l'activité de GABA, un neurotransmetteur inhibiteur, ce qui facilite l'endormissement et peut aider à maintenir le sommeil.

Cependant, leur utilisation à long terme est controversée en raison du risque de dépendance et de la diminution de leur efficacité au fil du temps.

Effets Secondaires des Médicaments Courants sur le Sommeil

Antidépresseurs : Certains antidépresseurs peuvent provoquer de l'insomnie ou, à l'inverse, une somnolence excessive. Par exemple, les inhibiteurs sélectifs de la recapture de la sérotonine (ISRS) peuvent perturber le sommeil, tandis que d'autres, comme la mirtazapine, ont un effet sédatif.

Médicaments pour la pression artérielle : Les bêta-bloquants, utilisés pour traiter l'hypertension, peuvent causer des cauchemars, de l'insomnie et un sommeil agité en raison de leur effet sur la mélatonine.

Stimulants : Utilisés pour traiter les troubles de déficit de l'attention et l'hyperactivité (TDAH) ou la narcolepsie, les stimulants tels que l'amphétamine peuvent significativement réduire la capacité à s'endormir.

Corticostéroïdes : Utilisés pour réduire l'inflammation, ils peuvent perturber les cycles de sommeil en raison de leur impact sur l'équilibre hormonal.

Gestion des Effets des Médicaments sur le Sommeil

Consultation médicale : Si vous suspectez que vos médicaments affectent votre sommeil, il est crucial de consulter votre médecin. Ne modifiez ou n'arrêtez jamais un médicament sans avis médical.

Ajustement des horaires : Prendre des médicaments stimulants le matin et des médicaments sédatifs le soir peut aider à minimiser leur impact sur le sommeil.

Alternatives et ajustements de médication : Votre médecin peut suggérer d'autres médicaments ou ajuster les doses pour atténuer les effets secondaires sur le sommeil.

Hygiène de sommeil : Maintenir une bonne hygiène de sommeil peut aider à contrer les effets des médicaments sur le sommeil. Cela inclut le maintien d'un horaire de sommeil régulier, la limitation de l'exposition à la lumière bleue avant le coucher, et la création d'un environnement de sommeil propice.

Les médicaments jouent un rôle crucial dans le traitement de nombreuses conditions médicales, mais leur impact sur le sommeil ne doit pas être négligé.

En comprenant comment les médicaments peuvent affecter le sommeil et en prenant des mesures proactives pour gérer ces effets, il est possible de maintenir une qualité de sommeil optimale tout en bénéficiant des traitements nécessaires pour d'autres conditions de santé. Une collaboration étroite avec les professionnels de santé est essentielle pour trouver un équilibre entre le traitement médical et la préservation de la qualité du sommeil.

En poursuivant l'exploration de l'impact des médicaments sur le sommeil, il est essentiel de reconnaître que la sensibilité aux effets secondaires varie d'une personne à l'autre.

Ainsi, une approche personnalisée dans la gestion des médicaments est cruciale pour minimiser les perturbations du sommeil tout en assurant l'efficacité du traitement pour d'autres conditions de santé.

Surveillance et évaluation régulières

La surveillance continue des effets des médicaments sur le sommeil est une étape clé dans leur gestion efficace. Les professionnels de santé peuvent recommander des journaux de sommeil ou l'utilisation de dispositifs de suivi du sommeil pour évaluer l'impact des médicaments et ajuster les traitements en conséquence.

Éducation du patient

L'éducation des patients sur les effets potentiels de leurs médicaments sur le sommeil et sur la manière de les gérer est fondamentale.

Comprendre pourquoi certains médicaments sont pris à des moments spécifiques de la journée ou pourquoi des ajustements de dosage peuvent être nécessaires peut aider les patients à devenir des partenaires actifs dans la gestion de leur sommeil et de leur santé globale.

Stratégies de remplacement et alternatives naturelles

Dans certains cas, il peut être possible de remplacer un médicament ayant des effets négatifs sur le sommeil par une alternative ayant moins d'impact sur le repos nocturne. De plus, l'intégration de solutions naturelles et de modifications du style de vie, telles que les techniques de relaxation et l'exercice physique, peut soutenir le sommeil sans recourir à des modifications médicamenteuses.

Collaboration interdisciplinaire

Une approche interdisciplinaire impliquant des médecins, des pharmaciens, et des spécialistes du sommeil peut offrir une vue d'ensemble plus complète de la gestion du sommeil d'un patient. Cette collaboration peut identifier les synergies et les interactions entre différents médicaments et leur impact global sur le sommeil, permettant une stratégie de traitement plus holistique.

Importance de la routine de coucher

Pour ceux dont le sommeil est affecté par les médicaments, renforcer la routine de coucher peut aider à signaler au corps qu'il est temps de se reposer.

Cela peut inclure des activités relaxantes comme la lecture, l'écoute de musique douce, ou des bains chauds, ainsi que la création d'un environnement de sommeil calme et confortable.

Gestion de la lumière et de l'environnement

Minimiser l'exposition à la lumière bleue le soir et créer un environnement de sommeil optimal, frais, sombre et silencieux, peut aider à contrebalancer les effets stimulants de certains médicaments.

L'utilisation de filtres de lumière bleue sur les appareils électroniques et l'optimisation de l'environnement de sommeil sont des mesures simples mais efficaces.

Conclusion

L'impact des médicaments sur le sommeil est un domaine complexe qui requiert une attention particulière, surtout chez les individus qui dépendent de traitements médicamenteux pour gérer des conditions de santé chroniques.

En adoptant une approche proactive, éducative, et collaborative, il est possible de minimiser les perturbations du sommeil liées aux médicaments et de favoriser un sommeil réparateur.

Cela nécessite souvent une combinaison d'ajustements médicamenteux, de modifications du style de vie, et d'une bonne hygiène de sommeil, soulignant l'importance d'une stratégie personnalisée et flexible adaptée aux besoins uniques de chaque individu.

Chapitre 22 : Les troubles liés au travail de nuit

Le travail de nuit, avec ses horaires atypiques et ses demandes contraires aux rythmes circadiens naturels, présente des défis uniques pour la santé du sommeil.

Ce chapitre explore les implications du travail de nuit sur le sommeil, ses effets sur la santé et le bien-être, et propose des stratégies pour atténuer ces impacts et favoriser un sommeil réparateur.

Défis du travail de nuit pour le sommeil

Perturbation des rythmes circadiens : Le travail de nuit bouleverse l'alignement naturel entre notre horloge interne et l'environnement extérieur, entraînant une désynchronisation qui peut perturber le sommeil et l'éveil.

Diminution de la qualité et de la durée du sommeil : Les travailleurs de nuit tendent à dormir moins et à avoir un sommeil de moins bonne qualité par rapport aux travailleurs de jour, en partie à cause de la difficulté à dormir pendant la journée.

Augmentation des troubles du sommeil : Les perturbations des rythmes circadiens peuvent augmenter le risque de troubles du sommeil, tels que l'insomnie et le syndrome de la phase de sommeil retardée, exacerbant les défis du sommeil.

Effets sur la santé

Risques pour la santé physique : Le travail de nuit est associé à un risque accru de diverses conditions, telles que les maladies cardiovasculaires, le diabète et l'obésité, en partie en raison des perturbations du sommeil.

Impacts sur la santé mentale : La perturbation du sommeil liée au travail de nuit peut également avoir des effets négatifs sur la santé mentale, augmentant le risque de stress, d'anxiété et de dépression.

Performance au travail : La fatigue et la somnolence résultant d'un sommeil perturbé peuvent affecter la concentration, la productivité et la sécurité au travail, notamment pour les tâches nécessitant une vigilance constante.

Stratégies d'adaptation

Hygiène de sommeil : Adopter une bonne hygiène de sommeil est crucial pour les travailleurs de nuit. Cela peut inclure la création d'un environnement de sommeil sombre et calme pendant la journée, l'utilisation de bouchons d'oreilles et de masques pour les yeux, et l'évitement de la caféine et des écrans avant de dormir.

Gestion de l'exposition à la lumière : L'exposition à la lumière vive pendant les périodes de travail et l'évitement de la lumière intense lors des périodes de repos peuvent aider à ajuster l'horloge interne aux horaires de travail nocturne.

Planification du sommeil : Établir des horaires de sommeil réguliers, même les jours de repos, peut aider à maintenir un rythme circadien stable et à améliorer la qualité du sommeil.

Stratégies de relaxation : Les techniques de relaxation, telles que la méditation, la respiration profonde et le yoga, peuvent faciliter la transition vers le sommeil après des périodes de travail nocturne.

Consultation professionnelle : Pour les troubles du sommeil persistants liés au travail de nuit, la consultation d'un spécialiste du sommeil peut fournir des évaluations et des traitements personnalisés, y compris la thérapie cognitivo-comportementale pour l'insomnie (TCC-I) ou l'utilisation judicieuse de suppléments comme la mélatonine.

Soutien des employeurs : Les employeurs peuvent jouer un rôle important en offrant des horaires flexibles, des rotations de quart moins fréquentes et des espaces de repos adaptés pour soutenir le bien-être et la santé du sommeil des travailleurs de nuit.

Le travail de nuit présente des défis significatifs pour le sommeil et la santé globale. En reconnaissant ces défis et en adoptant des stratégies proactives, les travailleurs de nuit peuvent atténuer les effets négatifs sur leur sommeil et leur bien-être.

Appréhender et juger la qualité du sommeil sont des phases primordiales pour atteindre un repos profond et réparateur.

En se concentrant sur les indicateurs clés de cette qualité et en exploitant les ressources technologiques et les avis d'experts à notre disposition, nous pouvons prendre des mesures éclairées pour améliorer notre sommeil.

Techniques pour Améliorer la Qualité du Sommeil

Une fois que nous avons une idée claire de notre qualité de sommeil actuelle, il est temps de mettre en œuvre des techniques et des stratégies pour améliorer notre sommeil. Voici quelques méthodes éprouvées pour améliorer la qualité du sommeil :

Routine de Coucher Consistante : Établir une routine de coucher régulière aide à réguler notre horloge biologique, signalant à notre corps qu'il est temps de se détendre et de se préparer au sommeil.

Environnement de Sommeil Optimisé : Assurer que notre environnement de sommeil est propice au repos est essentiel. Cela inclut la réduction de la lumière et du bruit, ainsi que le maintien d'une température confortable et de l'utilisation d'un matelas et d'oreillers de qualité.

Limitation des Stimulants : Réduire la consommation de caféine et éviter les écrans électroniques avant le coucher peut aider à prévenir l'interférence avec notre cycle de sommeil.

Exercice Régulier : L'activité physique régulière favorise un sommeil de meilleure qualité. Cependant, il est préférable d'éviter les exercices intenses juste avant le coucher.

Techniques de Relaxation : Pratiquer des techniques de relaxation telles que la méditation, le yoga ou la respiration profonde avant le coucher peut aider à calmer l'esprit et préparer le corps au sommeil.

Consultation Médicale : En cas de troubles du sommeil persistants, il est conseillé de consulter un professionnel de santé pour explorer des solutions spécifiques et personnalisées.

Témoignage sur les Troubles du Sommeil liés au Travail de Nuit

Depuis que j'ai commencé à travailler de nuit, mes nuits sont devenues un véritable défi. Les troubles du sommeil sont devenus mon lot quotidien, affectant non seulement ma santé physique mais aussi mon bien-être mental.

Les rythmes décalés perturbent mon horloge biologique, rendant le sommeil profond presque inaccessible. Les conséquences sur ma vie quotidienne sont nombreuses, de la fatigue persistante à la difficulté de concentration.

Pourtant, je refuse de me résigner. Je m'efforce de trouver des stratégies pour améliorer la qualité de mon repos, dans l'espoir de retrouver un équilibre entre ma vie professionnelle et mon sommeil.

Conclusion

La qualité du sommeil est un pilier fondamental de notre santé et de notre bien-être. En prenant des mesures proactives pour évaluer et améliorer notre sommeil, nous investissons dans notre santé mentale, physique et émotionnelle.

La mise en œuvre des techniques décrites ci-dessus peut conduire à une amélioration significative de la qualité de notre sommeil, ce qui se traduira par une meilleure qualité de vie globale.

Embrassons ces stratégies pour cultiver un sommeil profond et réparateur, et récoltons les bienfaits d'une vie équilibrée et épanouie.

Chapitre 23 : Les voyages et le décalage horaire

Voyager à travers les fuseaux horaires peut être une expérience enrichissante, mais cela peut aussi perturber notre sommeil et notre horloge biologique, entraînant ce que l'on appelle le décalage horaire.

Ce chapitre offre des conseils pratiques pour minimiser les effets du décalage horaire et favoriser un sommeil réparateur, permettant ainsi de profiter pleinement de vos voyages.

Comprendre le décalage horaire

Le décalage horaire survient lorsque notre horloge interne, ou rythme circadien, n'est pas synchronisée avec l'heure locale de notre destination.

Cela peut causer de la fatigue, de l'irritabilité, des troubles du sommeil et une diminution de la concentration. Les symptômes varient en intensité selon la direction du voyage (vers l'est ou l'ouest) et le nombre de fuseaux horaires traversés.

Avant le voyage

Ajustez votre horaire de sommeil : Quelques jours avant votre départ, essayez de modifier progressivement votre heure de coucher et de lever pour mieux correspondre à l'horaire de votre destination.

Exposez-vous à la lumière : La lumière est un puissant régulateur de notre horloge biologique. Si vous voyagez vers l'est, exposez-vous à la lumière du matin pour avancer votre horloge interne. Si vous voyagez vers l'ouest, cherchez la lumière en fin de journée pour la retarder.

Prévoyez des escales : Si possible, choisissez des vols avec escales pour permettre à votre corps de s'ajuster progressivement aux nouveaux fuseaux horaires.

Pendant le voyage

Restez hydraté : L'air en cabine peut être très sec. Boire beaucoup d'eau vous aidera à rester hydraté et à réduire certains symptômes du décalage horaire.

Bougez régulièrement : Faire des étirements ou marcher dans l'avion peut aider à prévenir la fatigue et à améliorer votre confort général.

Adaptez-vous à l'horaire de votre destination : Modifiez l'heure sur vos appareils électroniques dès le début de votre vol pour vous aider à vous ajuster mentalement à l'heure locale de votre destination.

À l'arrivée

Profitez de la lumière naturelle : Exposez-vous à la lumière du jour dès que possible pour aider votre corps à s'ajuster à l'heure locale.

Évitez la sieste : Même si vous vous sentez fatigué après votre arrivée, essayer de rester éveillé jusqu'à l'heure du coucher locale pour accélérer votre adaptation.

Adoptez une routine relaxante avant le coucher : Pratiquez des activités relaxantes comme la lecture ou des exercices de respiration pour encourager un sommeil réparateur.

Solutions à long terme

Suppléments de mélatonine : Dans certains cas, la mélatonine peut aider à réajuster votre horloge biologique. Consultez un professionnel de santé avant de l'utiliser.

Thérapie par la lumière : Des lampes de luminothérapie peuvent être utilisées pour simuler l'exposition à la lumière naturelle et aider à réajuster votre horloge interne.

En adoptant ces stratégies, vous pouvez réduire les effets du décalage horaire et améliorer la qualité de votre sommeil lors de vos voyages.

Une planification attentive et une adaptation consciente à votre environnement peuvent vous aider à minimiser les perturbations du sommeil et à rendre votre expérience de voyage plus agréable.

Comprendre et évaluer la qualité du sommeil sont des démarches cruciales pour parvenir à un sommeil profond et réparateur.

En se concentrant sur les indicateurs clés de cette qualité et en utilisant les ressources technologiques ainsi que les conseils professionnels disponibles, nous sommes en mesure de prendre des actions éclairées pour optimiser notre repos.

Adapter son Rythme au Changement de Fuseau Horaire

Après l'arrivée à destination, il est crucial de s'adapter rapidement au nouveau fuseau horaire pour minimiser les effets du décalage horaire. Voici des stratégies supplémentaires pour faciliter cette adaptation :

Adopter le rythme local dès l'arrivée : Essayez de manger aux heures de repas locales et ajustez votre routine de sommeil pour correspondre à l'heure locale, même si cela signifie rester éveillé malgré la fatigue ou utiliser des stratégies de relaxation pour encourager le sommeil à une heure inhabituelle.

Utilisation judicieuse de la caféine : Utiliser la caféine avec modération peut aider à gérer la somnolence pendant les périodes d'éveil, mais évitez-la dans les heures précédant le coucher pour ne pas perturber davantage votre sommeil.

Limitation des siestes : Si une sieste est absolument nécessaire, limitez-la à 20-30 minutes pour éviter d'interférer avec le sommeil nocturne.

Gestion de la Fatigue Accumulée

Le décalage horaire peut entraîner une accumulation de fatigue, rendant l'adaptation encore plus difficile. Voici comment gérer cette fatigue :

Repos actif : Engagez-vous dans des activités légères et relaxantes qui peuvent aider votre corps à se détendre sans induire de sommeil, comme des promenades tranquilles ou l'écoute de musique apaisante.

Stratégies de relaxation : Techniques de respiration, méditation ou yoga peuvent aider à réduire le stress et favoriser un état de relaxation propice à l'ajustement du sommeil.

Importance de la Régularité

Une fois adapté au nouveau fuseau horaire, maintenir une régularité dans les horaires de sommeil est essentiel pour soutenir une qualité de sommeil optimale :

Routine de sommeil constante : Établir et maintenir une routine de sommeil cohérente aide à stabiliser votre horloge interne et améliore la qualité du sommeil à long terme.

Environnement propice au sommeil : Continuez à optimiser votre environnement de sommeil, en veillant à ce qu'il soit calme, sombre et confortable, pour encourager le meilleur repos possible.

Témoignage sur la Maîtrise du Décalage Horaire

Voyager est excitant, mais le décalage horaire peut perturber le sommeil. Après des années à parcourir le monde, j'ai appris quelques astuces pour mieux dormir malgré les fuseaux horaires changeants.

Dès mon arrivée, j'ajuste mon horloge interne en m'adaptant immédiatement à l'heure locale. Je m'expose à la lumière naturelle pour réinitialiser mon rythme circadien.

La pratique d'exercices relaxants et d'étirements avant le coucher favorise la détente. Enfin, je limite la caféine et l'alcool, favorisant des boissons apaisantes.

Ces conseils simples ont transformé mes nuits chaotiques en sommeils paisibles, me permettant de profiter pleinement de mes aventures.

Conclusion

Voyager à travers les fuseaux horaires présente des défis uniques pour notre sommeil et notre bien-être. En prenant des mesures proactives avant, pendant et après le voyage, nous pouvons minimiser les impacts du décalage horaire et favoriser un sommeil réparateur, nous permettant ainsi de profiter pleinement de nos expériences de voyage.

Adapter nos routines et notre exposition à la lumière, ainsi que prendre soin de notre santé physique et mentale, sont des clés pour maintenir un sommeil de qualité dans un monde en mouvement.

Chapitre 24 : La sieste : Bienfait ou perturbation ?

Dans le contexte moderne où le sommeil nocturne est souvent perturbé ou réduit pour diverses raisons, la sieste se présente comme une pratique bénéfique pour beaucoup. Cependant, la sieste est également source de débat quant à son impact sur le sommeil nocturne et la santé globale.

Ce chapitre explore la dualité de la sieste, en évaluant ses avantages et inconvénients, pour vous aider à déterminer si elle constitue un bienfait ou une perturbation du sommeil.

La Sieste et ses Bienfaits

Amélioration de la vigilance et de la performance cognitive : De nombreuses études soulignent que la sieste, surtout courte (10-20 minutes), peut significativement améliorer la vigilance, l'attention, et la performance cognitive, bénéficiant ainsi à ceux qui doivent maintenir un niveau élevé de performance tout au long de la journée.

Réduction du stress et amélioration de l'humeur : Une courte sieste peut aider à réduire le stress et à améliorer l'humeur en offrant une pause régénératrice au corps et à l'esprit, ce qui peut être particulièrement utile dans des périodes de stress accru.

Soutien à la santé cardiovasculaire : Certaines recherches suggèrent que la sieste pourrait réduire le risque de maladies cardiovasculaires. Une étude publiée dans le "British Journal of Nutrition" a montré une corrélation entre une sieste régulière et une réduction du risque de crise cardiaque.

Favorise la récupération physique : Pour les athlètes ou ceux qui mènent une vie physiquement active, la sieste peut faciliter la récupération musculaire et contribuer à la performance physique.

Inconvénients et Précautions

Perturbation du sommeil nocturne : Siester trop longtemps ou trop tard dans la journée peut perturber le sommeil nocturne, rendant plus difficile l'endormissement ou provoquant un sommeil fragmenté.

Inertie du sommeil : Se réveiller d'une sieste, surtout si elle est longue, peut être accompagné d'une sensation de grogginess ou de désorientation temporaire, connue sous le nom d'inertie du sommeil, qui peut temporairement réduire la vigilance.

Dépendance : Une dépendance à la sieste peut se développer, où certaines personnes se sentent incapables de fonctionner l'après-midi sans leur sieste, ce qui peut signaler une qualité de sommeil nocturne insuffisante ou des troubles du sommeil sous-jacents.

Recommandations pour une Sieste Optimale

Durée : La durée idéale d'une sieste varie selon les individus, mais de courtes siestes de 10 à 20 minutes sont généralement recommandées pour éviter l'inertie du sommeil et minimiser l'impact sur le sommeil nocturne.

Timing : Pour la plupart des gens, le meilleur moment pour siester est l'après-midi, généralement entre 13 h et 15 h, lorsque se produit naturellement une baisse de l'énergie circadienne.

Environnement : Créez un environnement propice à la sieste, calme et confortable, similaire à celui de votre environnement de sommeil nocturne.

Écoutez votre corps : La nécessité de siester varie selon les individus. Si vous constatez que la sieste améliore votre bien-être sans affecter négativement votre sommeil nocturne, elle peut être intégrée comme un élément bénéfique de votre routine quotidienne.

La sieste, lorsqu'elle est pratiquée correctement, peut offrir de nombreux bienfaits pour la santé et le bien-être. Cependant, il est crucial de l'aborder avec modération et conscience pour éviter qu'elle ne devienne une source de perturbation du sommeil nocturne.

En écoutant votre corps et en suivant les recommandations pour une sieste optimale, vous pouvez tirer le meilleur parti de cette pratique ancienne, adaptée aux besoins de la vie moderne.

Poursuivant notre exploration des nuances entourant la pratique de la sieste, il est essentiel de comprendre comment personnaliser l'expérience de la sieste pour qu'elle serve de complément sain à notre cycle de sommeil global.

La sieste n'est pas une solution universelle, mais plutôt un outil qui, lorsqu'il est utilisé avec discernement, peut améliorer considérablement notre bien-être quotidien.

Personnalisation de l'Expérience de Sieste

Identifier les Besoins Personnels : La première étape pour intégrer efficacement la sieste dans votre routine est de reconnaître vos besoins individuels de sommeil. Certains peuvent trouver une sieste rafraîchissante et revitalisante, tandis que pour d'autres, elle peut interférer avec le sommeil nocturne. Évaluer comment votre corps répond à la sieste peut vous aider à déterminer la durée et le moment optimaux.

Intégration dans un Style de Vie Sain : La sieste doit être considérée comme une partie d'un style de vie sain et équilibré. Cela inclut une alimentation nutritive, une activité physique régulière, et une gestion efficace du stress, tous contribuant à une meilleure qualité de sommeil nocturne et, par extension, à la possibilité d'une sieste bénéfique.

Créer un Environnement Conductif : Tout comme pour le sommeil nocturne, l'environnement dans lequel vous choisissez de siester peut influencer significativement la qualité de votre repos. Trouvez un endroit calme, sombre et confortable, où vous pouvez vous détendre sans interruption. L'utilisation d'un masque pour les yeux ou de bouchons d'oreilles peut également aider à créer un environnement propice à une sieste réparatrice.

Éviter les Pièges de la Sieste

Surveillance de l'Inertie du Sommeil : Bien que la sieste puisse offrir un repos précieux, elle peut également entraîner une inertie du sommeil, surtout si elle est prolongée au-delà de 20 minutes. Pour minimiser cet effet, envisagez des siestes plus courtes et donnez-vous suffisamment de temps pour vous réveiller pleinement avant de reprendre des activités exigeantes.

Équilibrage avec le Sommeil Nocturne : La clé pour bénéficier de la sieste sans compromettre le sommeil nocturne est de trouver un équilibre. Si vous constatez que siester affecte négativement votre capacité à vous endormir le soir, il peut être nécessaire de revoir l'heure ou la durée de vos siestes.

Adaptation aux Changements de Vie : Les besoins de sommeil et la capacité à bénéficier de la sieste peuvent changer en fonction des circonstances de la vie, du stress, et de l'âge. Soyez ouvert à ajuster vos habitudes de sieste pour répondre à l'évolution de vos besoins en sommeil.

Conclusion

La sieste, avec ses nombreux bénéfices potentiels, peut-être une excellente façon de compléter notre sommeil nocturne, à condition qu'elle soit pratiquée de manière réfléchie.

En écoutant attentivement les besoins de notre corps et en ajustant nos habitudes de sieste pour s'aligner sur notre cycle de sommeil et notre style de vie, nous pouvons faire de la sieste un outil puissant pour améliorer notre bien-être général.

Reconnaître et respecter les limites personnelles et les besoins uniques en matière de sommeil nous permettra de tirer le meilleur parti de cette pratique ancienne, adaptée aux défis de notre monde moderne.

Chapitre 25 : L'hypnose et autres pratiques

Dans notre quête continue d'améliorer la qualité de notre sommeil, des pratiques comme l'hypnose se révèlent être des outils précieux.

Ce chapitre explore l'hypnose et d'autres méthodes non conventionnelles qui peuvent aider à induire un sommeil profond et réparateur, offrant ainsi une alternative ou un complément aux approches traditionnelles du sommeil.

L'hypnose pour le sommeil

Définition et principe : L'hypnose est une technique qui induit un état de concentration intense ou de transe, dans lequel une personne devient plus réceptive à des suggestions.

Lorsqu'elle est appliquée au sommeil, l'hypnose peut aider à calmer l'esprit, à réduire l'anxiété et à créer un état propice au sommeil.

Comment ça fonctionne ? L'hypnothérapie pour le sommeil implique généralement des séances guidées au cours desquelles un praticien emploie des techniques de relaxation et des suggestions verbales pour aider l'individu à entrer dans un état de relaxation profonde.

Cela peut faciliter le processus d'endormissement et améliorer la qualité du sommeil en réduisant les perturbations mentales et physiques.

Efficacité : Plusieurs études suggèrent que l'hypnose peut être efficace pour traiter les troubles du sommeil, notamment l'insomnie. Les participants qui ont utilisé l'hypnose pour le sommeil ont souvent signalé une amélioration de la qualité de leur sommeil, une diminution du temps nécessaire pour s'endormir et une réduction des réveils nocturnes.

Autres pratiques bénéfiques

Méditation et pleine conscience : La méditation de pleine conscience peut aider à calmer l'esprit et à réduire le stress, ce qui est souvent un précurseur de l'insomnie. Pratiquer régulièrement la méditation avant le coucher peut améliorer la transition vers le sommeil et augmenter la durée du sommeil profond.

Respiration profonde : Des techniques de respiration profonde, telles que la respiration diaphragmatique ou la respiration 4-7-8, peuvent réduire l'anxiété et amener le corps dans un état de relaxation. En abaissant la fréquence cardiaque et en promouvant la détente, ces techniques de respiration peuvent faciliter l'endormissement et améliorer la qualité du sommeil.

Yoga nidra : Également connu sous le nom de "sommeil yogique", le yoga nidra est une forme de méditation guidée qui vise à induire une relaxation profonde tout en restant conscient. Il peut être particulièrement utile pour les personnes rencontrant des difficultés à trouver le sommeil, car il aide à libérer les tensions physiques et mentales.

Musique et sons apaisants : Écouter de la musique douce ou des sons de la nature avant de dormir peut aider à calmer l'esprit et à préparer le corps au sommeil. Les sons de pluie, les vagues de l'océan ou même un battement de cœur lent peuvent être particulièrement efficaces pour favoriser un sommeil profond.

Intégration dans la routine du coucher

Pour tirer le meilleur parti de ces pratiques, il est conseillé de les intégrer dans une routine de coucher cohérente. Commencer par une séance de méditation ou de respiration profonde, suivie d'une session d'hypnose guidée ou de l'écoute de musique apaisante, peut créer un environnement propice au sommeil profond.

L'hypnose et d'autres pratiques complémentaires offrent des voies prometteuses pour améliorer la qualité de notre sommeil. En abordant l'insomnie et d'autres troubles du sommeil d'un point de vue holistique, ces techniques peuvent nous aider à retrouver un équilibre et à jouir d'un sommeil profond et réparateur.

Comme toujours, il est recommandé de consulter un professionnel de la santé avant de débuter toute nouvelle pratique, surtout en cas de troubles du sommeil persistants.

Alors que nous continuons à explorer les avenues pour enrichir la qualité de notre sommeil à travers des pratiques non conventionnelles, il est essentiel de se pencher sur d'autres méthodes complémentaires qui peuvent être intégrées dans notre routine nocturne pour favoriser un sommeil profond et réparateur.

Aromathérapie pour le Sommeil

L'utilisation d'huiles essentielles pour favoriser le sommeil et la détente a gagné en popularité. L'aromathérapie, grâce à des parfums apaisants comme la lavande, le jasmin, et le bois de santal, peut aider à créer un environnement relaxant propice au sommeil.

L'inhalation de ces parfums avant le coucher peut réduire le stress et l'anxiété, facilitant ainsi l'endormissement et améliorant la qualité du sommeil.

Pratique : Pour intégrer l'aromathérapie dans votre routine de coucher, envisagez d'utiliser un diffuseur d'huiles essentielles dans votre chambre, ou appliquez directement quelques gouttes d'huile essentielle diluée sur les poignets ou les tempes.

Veillez cependant à tester les huiles sur une petite surface de peau pour éviter les réactions allergiques.

Thérapies de Lumière

La luminothérapie, qui implique l'exposition à des sources de lumière spécifiques, peut être utilisée pour réajuster l'horloge biologique, particulièrement utile pour les personnes souffrant de décalage horaire ou de troubles affectifs saisonniers.

L'exposition à la lumière du matin peut aider à synchroniser le cycle veille-sommeil, tandis que l'évitement de la lumière bleue des écrans avant le coucher est essentiel pour ne pas perturber la production de mélatonine, l'hormone du sommeil.

Pratique : Considérez l'utilisation de réveils lumineux qui simulent le lever du soleil pour un réveil plus naturel. Limitez également l'utilisation des appareils électroniques au moins une heure avant le coucher, ou utilisez des lunettes bloquant la lumière bleue pour minimiser l'exposition.

Nutrition et Sommeil

L'alimentation joue un rôle significatif dans la régulation de notre sommeil. Certains aliments et boissons peuvent favoriser un sommeil de meilleure qualité :

Tisanes : Des infusions comme la camomille, la valériane, et la passiflore possèdent des propriétés relaxantes et peuvent aider à induire le sommeil.

Aliments riches en tryptophane : Le tryptophane, un acide aminé présent dans les aliments comme la dinde, les bananes, et les noix, est un précurseur de la sérotonine, qui est elle-même précurseur de la mélatonine.

Pratique : Considérez d'intégrer un léger encas riche en tryptophane dans votre routine nocturne ou une tisane relaxante pour favoriser la détente et le sommeil.

Conclusion

Les stratégies avancées pour améliorer le sommeil, y compris l'hypnose, l'aromathérapie, la luminothérapie, et les considérations nutritionnelles, offrent des moyens diversifiés et holistiques pour aborder les défis du sommeil.

L'intégration consciente de ces pratiques dans notre routine de coucher peut non seulement améliorer la qualité de notre sommeil mais aussi enrichir notre bien-être général. Il est cependant crucial de rappeler que ces méthodes doivent compléter, et non remplacer, les conseils médicaux professionnels, particulièrement en présence de troubles du sommeil sévères ou persistants.

Chapitre 26 : Les techniques de respiration

La quête d'un sommeil réparateur nous conduit souvent à explorer diverses méthodes et pratiques, parmi lesquelles les techniques de respiration occupent une place de choix.

Ces techniques, simples mais profondément efficaces, peuvent transformer notre approche du sommeil, favorisant une détente profonde et facilitant la transition vers le sommeil profond.

Ce chapitre dédie son attention à l'exploration des différentes techniques de respiration conçues pour améliorer la qualité du sommeil, en détaillant leur fondement scientifique et leur application pratique.

L'Importance de la Respiration Consciente

La connexion corps-esprit : La respiration est un pont entre le corps et l'esprit, influençant directement notre état physiologique et psychologique. Une respiration consciente et contrôlée peut aider à calmer l'esprit agité, réduire le stress et préparer le corps au sommeil.

Impact sur le système nerveux : Les techniques de respiration affectent le système nerveux parasympathique, favorisant l'état de repos et de digestion. Cette activation aide à abaisser la fréquence cardiaque et la pression artérielle, des conditions préalables essentielles pour un endormissement serein.

Techniques de Respiration pour le Sommeil

La respiration diaphragmatique : Aussi connue sous le nom de respiration abdominale, cette technique implique une inhalation profonde par le nez, permettant à l'abdomen de se lever, suivie d'une expiration longue et contrôlée. Cette méthode favorise une oxygénation optimale et un relâchement des tensions.

La respiration 4-7-8 : Développée par le Dr. Andrew Weil, cette technique consiste à inspirer silencieusement par le nez pendant quatre secondes, à retenir sa respiration pendant sept secondes, puis à expirer complètement par la bouche pendant huit secondes. Répétée trois à quatre fois avant le coucher, elle agit comme un "tranquillisant naturel pour le système nerveux".

La respiration alternée par les narines : Connue sous le nom de Nadi Shodhana dans la pratique du yoga, cette technique implique de fermer une narine tout en inspirant par l'autre, puis de fermer ce dernier tout en expirant par la première. Ce processus est répété pendant plusieurs cycles, aidant à équilibrer les hémisphères du cerveau et à induire un état de calme.

Intégration dans la Routine du Coucher

Pour tirer le meilleur parti de ces techniques, il est conseillé de les intégrer dans une routine de coucher cohérente. Commencer par quelques minutes de méditation ou de lecture pour calmer l'esprit, suivi d'une session de respiration guidée, peut créer un rituel apaisant signalant au corps qu'il est temps de se reposer.

Les techniques de respiration offrent une voie accessible et profondément efficace pour améliorer la qualité de notre sommeil. En se concentrant sur notre souffle, nous pouvons dissiper le stress et l'anxiété accumulés pendant la journée, ouvrant la porte à un sommeil profond et réparateur.

Comme pour toute pratique, la régularité est clé : l'engagement envers une pratique quotidienne peut transformer notre expérience du sommeil, nous permettant de nous réveiller revitalisés et prêts à affronter une nouvelle journée.

Explorer plus avant le monde des techniques de respiration pour le sommeil, nous découvrons qu'au-delà de leur application directe au moment du coucher, ces pratiques peuvent enrichir notre relation générale avec le sommeil et notre bien-être au quotidien.

Comprendre le Pouvoir de la Respiration Consciente

La respiration consciente ne se limite pas à une simple préparation au sommeil ; elle est une pratique puissante pour gérer le stress et l'anxiété tout au long de la journée.

En apprenant à contrôler notre respiration, nous développons une compétence vitale pour réguler notre réponse au stress, ce qui, en retour, peut minimiser son impact négatif sur notre sommeil.

Gestion du stress quotidien : En intégrant des moments de respiration consciente dans notre routine journalière, nous pouvons abaisser les niveaux de stress et prévenir son accumulation, rendant ainsi le processus d'endormissement plus aisé le soir venu.

Amélioration de la concentration et de la clarté mentale : La pratique régulière de la respiration profonde peut également améliorer notre concentration et clarté mentale, nous aidant à rester plus présents et engagés dans nos activités quotidiennes.

Exploiter la Respiration pour le Sommeil Profond

Pour ceux qui cherchent spécifiquement à améliorer la qualité de leur sommeil profond, certaines techniques de respiration peuvent être particulièrement bénéfiques :

Respiration cohérente : Cette technique implique de respirer à un rythme régulier, typiquement autour de cinq cycles complets (inspiration et expiration) par minute. Elle a été associée à une amélioration de la cohérence cardiaque et à un sommeil plus profond et réparateur.

Visualisation et respiration : Combiner des techniques de respiration avec la visualisation peut renforcer leur efficacité. Se visualiser dans un lieu paisible et sécurisant tout en pratiquant la respiration profonde peut aider l'esprit à se libérer des préoccupations du jour et à plonger dans le sommeil.

Personnalisation de la Pratique

La clé pour bénéficier pleinement des techniques de respiration réside dans la personnalisation de la pratique :

Écoute du corps : Prenez le temps d'observer comment votre corps et votre esprit réagissent à différentes techniques de respiration. Certains peuvent trouver la respiration 4-7-8 particulièrement apaisante, tandis que d'autres peuvent préférer la simplicité de la respiration diaphragmatique.

Intégration dans la vie quotidienne : Au-delà de leur utilisation au coucher, envisagez d'intégrer des moments de respiration consciente tout au long de la journée, notamment lors de pauses au travail ou avant des réunions stressantes, pour aider à maintenir un état d'esprit calme et centré.

Consultation avec des professionnels : Si vous explorez ces techniques dans le cadre d'une stratégie globale pour améliorer le sommeil, particulièrement en présence de troubles du sommeil, une consultation avec un professionnel de la santé ou un instructeur qualifié en respiration peut offrir des orientations précieuses et personnalisées.

Conclusion

Les techniques de respiration représentent une ressource précieuse et largement accessible pour améliorer le sommeil et gérer le stress. En cultivant une pratique régulière de la respiration consciente, nous pouvons non seulement favoriser un sommeil profond et réparateur mais aussi améliorer notre qualité de vie globale.

Les bénéfices de ces pratiques, s'étendant bien au-delà de la chambre à coucher, nous encouragent à embrasser la respiration consciente comme une composante essentielle de notre bien-être quotidien.

Chapitre 27 : L'importance de la routine

Une routine de sommeil régulière et réfléchie est fondamentale pour optimiser notre sommeil et, par extension, notre santé globale. L'adhésion à des habitudes de sommeil constantes peut non seulement améliorer la qualité du sommeil mais aussi faciliter l'endormissement et le réveil.

Ce chapitre explore l'impact significatif d'une routine de sommeil établie sur la régulation du sommeil et propose des stratégies pour développer et maintenir de telles routines.

La Science derrière les Routines de Sommeil

Synchronisation de l'horloge interne : Notre corps fonctionne selon un rythme circadien, un cycle biologique d'environ 24 heures qui influence notre cycle veille-sommeil. En maintenant une routine de sommeil régulière, nous aidons à synchroniser notre horloge interne, ce qui facilite un sommeil naturel et réparateur.

Facilitation de l'endormissement : Une routine de coucher constante prépare notre corps et notre esprit au sommeil, signalant que le moment de se détendre et de s'éteindre approche. Cela peut réduire le temps nécessaire pour s'endormir.

Amélioration de la qualité du sommeil : La régularité dans les habitudes de sommeil peut améliorer la qualité globale du sommeil, en augmentant les périodes de sommeil profond et en réduisant les réveils nocturnes.

Composantes d'une Routine de Sommeil Efficace

Horaire de sommeil constant : Se coucher et se lever à la même heure chaque jour, y compris les weekends, renforce le rythme circadien et améliore la qualité du sommeil.

Rituels de relaxation : Intégrer des activités relaxantes comme la lecture, la méditation ou un bain chaud dans votre routine de coucher peut aider à diminuer le stress et à préparer votre corps au sommeil.

Environnement de sommeil optimisé : Assurez-vous que votre chambre est propice au sommeil, ce qui inclut une température confortable, une réduction du bruit et de la lumière, et un matelas et des oreillers confortables.

Limitation de l'exposition à la lumière bleue : Éviter les écrans d'ordinateur, de téléphone et de télévision avant le coucher peut aider à prévenir les perturbations du rythme circadien causées par l'exposition à la lumière bleue.

Stratégies pour Maintenir une Routine de Sommeil

Adaptabilité : Tout en maintenant une constance dans vos habitudes de sommeil, soyez également prêt à les adapter en fonction des changements dans votre emploi du temps ou de vos besoins en sommeil.

Surveillance et ajustement : Utilisez un journal de sommeil ou une application de suivi du sommeil pour surveiller vos habitudes de sommeil et identifier les domaines nécessitant des ajustements.

Gestion du stress : Intégrer des pratiques de gestion du stress dans votre routine quotidienne peut réduire les interférences avec votre sommeil, facilitant ainsi l'adhésion à votre routine de sommeil.

L'établissement et le maintien d'une routine de sommeil sont cruciaux pour la régulation efficace du sommeil. En alignant nos habitudes de sommeil sur notre rythme circadien naturel et en créant un environnement et des pratiques favorisant le sommeil, nous pouvons améliorer significativement la qualité et la quantité de notre repos nocturne.

Reconnaître l'importance d'une routine de sommeil solide est le premier pas vers un bien-être amélioré et une santé optimale.

Approfondissant notre compréhension de l'importance d'une routine de sommeil, il est essentiel de reconnaître que la flexibilité et l'individualisation jouent un rôle clé dans l'élaboration d'une routine qui non seulement améliore le sommeil mais s'adapte également aux changements et aux exigences de la vie quotidienne.

Intégration de la Flexibilité dans la Routine de Sommeil

Bien que la régularité soit cruciale, une rigidité excessive peut rendre difficile l'adaptation aux circonstances inattendues, conduisant potentiellement à du stress supplémentaire si l'on ne parvient pas à respecter strictement la routine prévue.

Ainsi, bien qu'il soit important de viser la cohérence, permettre une certaine flexibilité peut réduire la pression et encourager une approche plus équilibrée du sommeil.

Stratégies d'ajustement : Prévoyez des stratégies pour ajuster votre routine de sommeil lorsque nécessaire, comme des techniques de relaxation rapide ou des siestes courtes pour compenser un sommeil insuffisant.

L'importance du Rituel du Coucher

Les rituels du coucher servent de signal à votre corps et à votre esprit qu'il est temps de se détendre et de se préparer au sommeil. Ces rituels peuvent varier grandement d'une personne à l'autre et peuvent inclure des activités telles que la lecture, l'écoute de musique douce, ou des étirements légers.

Personnalisation du rituel du coucher : Identifiez les activités qui vous relaxent le plus et intégrez-les dans votre routine de coucher. La clé est la régularité de ces activités pour renforcer l'association entre le rituel et le signal de sommeil.

L'Environnement de Sommeil Idéal

Un environnement de sommeil optimal est un pilier central d'une routine de sommeil efficace. Cela inclut non seulement l'obscurité, le silence et une température fraîche, mais aussi un espace qui est psychologiquement associé au repos et à la détente.

Création d'un sanctuaire de sommeil : Considérez votre chambre à coucher comme un sanctuaire dédié au sommeil. Éliminez les distractions et les éléments qui ne contribuent pas à la relaxation, comme les appareils électroniques ou le désordre.

Gestion de l'Exposition à la Lumière

L'exposition à la lumière naturelle pendant la journée et la gestion de l'exposition à la lumière artificielle le soir sont des aspects critiques de la régulation du cycle veille-sommeil. La lumière influence directement notre horloge biologique et notre production de mélatonine.

Maximisation de la lumière naturelle : Essayez de vous exposer à la lumière naturelle dès le matin et tout au long de la journée pour renforcer votre rythme circadien naturel. Le soir, réduisez l'exposition à la lumière bleue émise par les écrans pour encourager la production de mélatonine.

Conclusion

La création d'une routine de sommeil solide et la compréhension des principes qui sous-tendent un sommeil réparateur sont essentielles pour améliorer notre qualité de vie.

En personnalisant notre approche du sommeil, en respectant les besoins uniques de notre corps et en restant adaptable aux changements, nous pouvons développer une routine de sommeil qui non seulement favorise un sommeil profond et réparateur mais soutient également notre bien-être global dans la durée.

La clé est de trouver un équilibre entre la structure et la flexibilité, permettant une approche holistique et réactive à la gestion du sommeil.

Chapitre 28 : Les changements de saison

Les changements saisonniers jouent un rôle significatif dans la régulation de nos cycles de sommeil, influençant notre humeur, notre énergie, et notre bien-être général.

Alors que nous traversons différentes saisons, la quantité de lumière naturelle, les températures, et même nos activités quotidiennes varient, impactant directement notre horloge biologique et, par conséquent, notre sommeil.

Ce chapitre explore comment les différentes saisons affectent le sommeil et propose des stratégies pour s'adapter à ces variations et maintenir une qualité de sommeil optimale tout au long de l'année.

Influence des Saisons sur le Sommeil

Printemps et Été : Les jours plus longs et une augmentation de la lumière naturelle peuvent perturber le sommeil en retardant la production de mélatonine, l'hormone régulant le sommeil, ce qui rend plus difficile l'endormissement le soir. D'autre part, la chaleur excessive pendant l'été peut également perturber le sommeil, rendant les nuits inconfortables et agitées.

Automne et Hiver : La diminution de la lumière du jour pendant ces saisons peut entraîner un dérèglement de notre horloge biologique, conduisant à des sentiments de fatigue plus précoce dans la journée. Le manque de lumière solaire peut également contribuer à la dépression saisonnière ou au trouble affectif saisonnier (TAS), affectant indirectement la qualité du sommeil.

Stratégies d'Adaptation Saisonnière

Exposition à la Lumière : Maximiser l'exposition à la lumière naturelle pendant la journée, surtout en automne et en hiver, peut aider à réguler l'horloge biologique. L'utilisation de lampes de luminothérapie peut également compenser le manque de lumière solaire.

Gestion de la Température : Maintenir une chambre à une température confortable et fraîche peut améliorer le sommeil pendant les mois chauds. Utiliser des ventilateurs ou la climatisation et choisir des literies adaptées peut aider à réguler la température corporelle pendant la nuit.

Routine de Sommeil Constante : Établir et maintenir une routine de coucher régulière peut minimiser les perturbations du sommeil liées aux changements saisonniers. Se coucher et se lever à la même heure renforce le rythme circadien, favorisant un sommeil de meilleure qualité.

Activité Physique : L'exercice régulier, particulièrement en plein air pendant les heures ensoleillées, peut améliorer le sommeil et atténuer les effets du TAS. L'activité physique aide à réguler l'humeur et augmente la fatigue physique, conduisant à un sommeil plus profond.

Alimentation et Hydratation : Adopter une alimentation équilibrée et rester bien hydraté est crucial, particulièrement pendant l'été. Éviter la caféine et les repas lourds avant le coucher peut également contribuer à un meilleur sommeil.

Gestion du Stress : Les pratiques de relaxation comme la méditation, le yoga, ou la lecture peuvent aider à réduire le stress et à préparer le corps au repos, particulièrement important lors des périodes de transition saisonnière.

La compréhension de l'impact des changements saisonniers sur notre sommeil est une étape cruciale pour prendre les mesures adaptatives nécessaires pour maintenir une qualité de sommeil optimale tout au long de l'année.

En ajustant notre exposition à la lumière, en gérant notre environnement de sommeil, en maintenant des routines constantes, et en adoptant des habitudes saines de vie, nous pouvons atténuer les effets négatifs des saisons sur notre sommeil.

Reconnaître et s'adapter à ces variations saisonnières nous permet de soutenir notre bien-être global et de profiter d'un sommeil réparateur, quelle que soit la saison.

Alors que nous continuons à explorer l'impact des changements saisonniers sur le sommeil, il devient évident que notre bien-être général dépend en grande partie de notre capacité à nous adapter et à répondre aux variations environnementales tout au long de l'année.

Adopter une approche proactive en ajustant nos routines et pratiques de sommeil peut non seulement améliorer notre sommeil mais aussi renforcer notre résilience face aux défis saisonniers.

Renforcer l'Adaptabilité Saisonnière

Adaptation de l'Environnement de Sommeil : À mesure que les saisons changent, il peut être bénéfique de modifier l'environnement de sommeil pour mieux correspondre aux conditions extérieures. Par exemple, l'utilisation de rideaux occultants pendant les mois d'été peut aider à bloquer la lumière excessive le matin, tandis que l'ajout de couvertures supplémentaires ou l'utilisation d'un humidificateur pendant l'hiver peut augmenter le confort.

Suppléments et Nutrition : Certains suppléments, comme la mélatonine ou la vitamine D, peuvent être utiles pour réguler le sommeil et l'humeur, en particulier pendant les mois d'hiver où l'exposition au soleil est limitée. Consulter un professionnel de la santé avant de commencer tout supplément est essentiel pour s'assurer qu'il convient à vos besoins spécifiques.

Pratiques de Pleine Conscience : Engager des pratiques de pleine conscience et de méditation peut aider à atténuer l'impact du stress et de l'anxiété sur le sommeil, surtout pendant les périodes de transition saisonnière. Prendre le temps de se concentrer sur le moment présent peut faciliter la détente et la préparation au sommeil.

S'Adapter aux Besoins Spécifiques de Chaque Saison

Printemps et Été : Pour contrer les effets de l'augmentation de la lumière et des températures plus élevées, envisagez d'intégrer des siestes courtes dans votre routine pour compenser les perturbations potentielles du sommeil nocturne. Planifier des activités extérieures pour augmenter l'exposition à la lumière naturelle peut également aider à réguler votre horloge biologique.

Automne et Hiver : Pendant ces saisons, où la lumière du jour est réduite, créer une routine matinale qui inclut l'exposition à la lumière brillante peut aider à stimuler l'éveil. Également, s'engager dans des activités sociales et physiques peut contrer les effets du trouble affectif saisonnier et promouvoir un meilleur sommeil.

Soutien Social et Bien-être Émotionnel

Les changements saisonniers peuvent aussi influencer notre bien-être émotionnel et social, qui sont intrinsèquement liés à la qualité de notre sommeil. Maintenir des liens sociaux forts et chercher du soutien lorsque nécessaire peut aider à naviguer les défis émotionnels qui peuvent accompagner les changements de saison.

Création de Communautés de Soutien : Participer à des groupes ou activités qui se concentrent sur le bien-être peut offrir du soutien et des stratégies pour gérer les impacts saisonniers sur le sommeil et l'humeur.

Conclusion

Naviguer à travers les changements saisonniers avec grâce et adaptabilité permet non seulement d'améliorer la qualité du sommeil mais enrichit également notre expérience de vie.

En reconnaissant les défis uniques que chaque saison apporte et en adoptant des stratégies pour y répondre, nous pouvons maintenir un sommeil réparateur et soutenir notre bien-être tout au long de l'année.

Cela requiert une attention consciente à notre environnement, à notre corps et à nos besoins émotionnels, nous permettant ainsi d'embrasser pleinement les rythmes naturels de la vie.

Chapitre 29 : Les méthodes de relaxation mentale

Dans la poursuite d'un sommeil profond et réparateur, les méthodes de relaxation mentale se distinguent comme des outils puissants pour faciliter la transition vers le sommeil et améliorer sa qualité globale.

Ce chapitre explore diverses techniques de relaxation mentale conçues pour apaiser l'esprit et préparer le corps au sommeil, en se basant sur les principes de la psychologie, de la méditation, et d'autres disciplines holistiques.

La Méditation pour le Sommeil

La méditation pleine conscience est une technique puissante pour calmer un esprit agité. En se concentrant sur le moment présent et en observant sans jugement nos pensées et sensations, nous pouvons réduire le stress et l'anxiété qui souvent entravent l'endormissement.

La pratique régulière de la méditation avant le coucher peut aider à instaurer un état de tranquillité, facilitant ainsi l'entrée dans le sommeil.

Techniques de Visualisation

La visualisation guidée implique l'imaginaire d'un lieu ou d'une situation paisible, engageant ainsi le mental dans un scénario relaxant qui éloigne des soucis quotidiens.

En visualisant des scènes apaisantes, le corps répond en abaissant la tension et en préparant le terrain pour un sommeil réparateur.

Cette méthode peut être particulièrement utile pour les personnes ayant du mal à se détacher de leurs pensées ou préoccupations avant de dormir.

Pratiques de Respiration

La respiration profonde est une autre technique efficace pour favoriser la relaxation. Des méthodes telles que la respiration diaphragmatique ou la technique 4-7-8 encouragent une respiration lente et profonde, ce qui peut aider à réduire la tension musculaire et à abaisser le rythme cardiaque, signalant au corps qu'il est temps de se reposer.

L'utilisation de l'Autohypnose

L'autohypnose pour le sommeil est une technique où l'individu se guide lui-même dans un état de relaxation profonde à travers l'autosuggestion. En se concentrant sur des affirmations positives ou des instructions spécifiques, les praticiens peuvent atteindre un état de relaxation similaire à celui induit par l'hypnose professionnelle, ce qui peut être bénéfique pour surmonter l'insomnie et autres troubles du sommeil.

La Pratique de la Gratitude

Le journal de gratitude est une pratique simple mais puissante pour améliorer la qualité du sommeil. Prendre quelques minutes chaque soir pour noter les choses pour lesquelles on est reconnaissant peut aider à shift l'attention loin des stress et soucis, favorisant un état d'esprit positif qui prépare à un sommeil paisible.

L'intégration dans la Routine du Coucher

Pour maximiser les bénéfices de ces techniques de relaxation mentale, il est recommandé de les intégrer dans une routine de coucher cohérente. La répétition de ces pratiques peut renforcer leur efficacité, signalant au corps et à l'esprit qu'il est temps de se détendre et de se préparer au sommeil.

La relaxation mentale offre une voie accessible et profondément efficace pour améliorer la qualité de notre sommeil. En adoptant une ou plusieurs de ces techniques, nous pouvons créer un environnement propice au sommeil profond, améliorant ainsi notre bien-être général.

Comme pour toute pratique, la clé est la régularité et l'engagement : en dédiant du temps chaque soir à la relaxation mentale, nous pouvons transformer notre expérience du sommeil et, par extension, notre qualité de vie.

Explorer plus avant le paysage des méthodes de relaxation mentale, nous découvrons l'importance de ces pratiques non seulement comme préparation au sommeil mais aussi comme outils pour enrichir notre bien-être général.

L'engagement dans ces techniques peut offrir des bénéfices qui dépassent les frontières de la nuit, influençant positivement notre expérience de la journée suivante.

La Cohérence Cardiaque pour le Bien-être

La cohérence cardiaque est une pratique qui consiste à réguler sa respiration pour influencer le rythme cardiaque et induire un état de cohérence physiologique et psychologique.

En pratiquant la cohérence cardiaque régulièrement, notamment avant le coucher, on peut non seulement favoriser un sommeil réparateur mais aussi améliorer la gestion du stress et l'équilibre émotionnel au quotidien.

La Sophrologie pour une Nuit Paisible

La sophrologie, combinant des techniques de relaxation, de respiration et de visualisation, offre une méthode complète pour préparer le corps et l'esprit au sommeil.

En s'engageant dans des séances de sophrologie en soirée, on peut abaisser le niveau de stress, améliorer la détente musculaire et mentale, et faciliter l'endormissement.

Intégrer la Nature dans la Routine de Relaxation

La connexion avec la nature peut également jouer un rôle crucial dans la relaxation mentale et la préparation au sommeil. Des études suggèrent que passer du temps dans la nature ou même écouter des sons naturels peut réduire significativement le stress, améliorer l'humeur, et par conséquent, favoriser un meilleur sommeil.

Intégrer des sons naturels, comme le bruit des vagues ou le chant des oiseaux, dans la routine de coucher peut aider à créer un environnement propice à la détente.

Le Rôle de la Nutrition dans la Relaxation Mentale

L'alimentation a un impact sur notre santé mentale et notre capacité à nous détendre. Certains aliments, riches en magnésium ou en acides aminés comme le tryptophane, peuvent contribuer à améliorer la qualité du sommeil.

Incorporer dans son dîner des aliments favorisant le sommeil, tout en évitant ceux qui peuvent le perturber, comme la caféine ou les repas lourds, peut-être une stratégie efficace pour compléter les techniques de relaxation mentale.

Le Pouvoir des Routines Personnalisées

L'élaboration d'une **routine personnalisée** qui intègre une ou plusieurs de ces méthodes de relaxation mentale peut transformer notre approche du sommeil.

Il est essentiel d'expérimenter et d'ajuster ces pratiques en fonction de nos réactions individuelles, reconnaissant que la relaxation et le sommeil sont profondément personnels.

Conclusion

Les méthodes de relaxation mentale offrent un chemin vers un sommeil profond et réparateur, enrichissant notre bien-être global.

En intégrant ces pratiques dans notre vie, nous pouvons non seulement améliorer notre sommeil mais aussi notre résilience face au stress et notre capacité à naviguer dans la vie avec plus de calme et de présence.

La clé est de trouver un équilibre entre la routine et la flexibilité, permettant à ces pratiques de s'adapter à notre évolution personnelle et à nos besoins changeants.

Chapitre 30 : Conclusion : Conseils

Alors que nous clôturons ce voyage à travers les profondeurs du sommeil et ses multiples facettes, il est essentiel de consolider notre compréhension en offrant des conseils pratiques et réalisables pour maintenir un sommeil de qualité.

Cette synthèse vise à encapsuler les stratégies les plus efficaces, issues de la recherche et de l'expérience pratique, pour favoriser un sommeil profond et réparateur qui soutient notre bien-être global.

Établir une Routine de Coucher Consistante

La régularité est la clé du succès en matière de sommeil. Fixez des heures de coucher et de lever constantes, même les week-ends, pour aider votre horloge biologique à rester synchronisée. Cela facilite l'endormissement et le réveil, réduisant les chances de sommeil fragmenté et de fatigue diurne.

Créer un Environnement de Sommeil Idéal

L'environnement dans lequel nous dormons à un impact direct sur la qualité de notre sommeil. Assurez-vous que votre chambre est calme, sombre et fraîche. Investissez dans un matelas et des oreillers confortables et envisagez l'utilisation de masques pour les yeux et de bouchons d'oreilles si nécessaire.

Limiter l'Exposition aux Écrans Avant le Coucher

La lumière bleue émise par les écrans de téléphones, tablettes et ordinateurs peut perturber la production de mélatonine, l'hormone du sommeil.

Essayez de limiter l'utilisation de ces appareils au moins une heure avant de vous coucher pour favoriser un endormissement plus rapide.

Intégrer des Pratiques de Relaxation dans Votre Routine Nocturne

Des techniques de relaxation telles que la lecture, la méditation, les étirements doux ou l'écoute de musique apaisante peuvent aider à calmer l'esprit et préparer le corps au sommeil. La pratique régulière peut améliorer significativement la qualité de votre sommeil.

Faire Attention à Votre Alimentation et à Votre Hydratation

Ce que vous mangez et buvez peut influencer votre sommeil. Évitez la caféine et les repas lourds dans les heures précédant le coucher. Considérez une collation légère si vous avez faim, comme des aliments riches en tryptophane et en magnésium, pour favoriser le sommeil.

Gérer le Stress et l'Anxiété

Le stress et l'anxiété sont parmi les principaux ennemis du sommeil. Des techniques de gestion du stress comme la pleine conscience, le yoga ou même la consultation professionnelle peuvent aider à réduire ces sentiments et améliorer la qualité du sommeil.

Être Actif Physiquement

L'exercice régulier est excellent pour le sommeil, mais essayez de ne pas faire d'exercice intense trop près de l'heure du coucher. Trouver le bon moment pour l'activité physique peut aider à approfondir votre sommeil.

Reconnaître et Traiter les Troubles du Sommeil

Si, malgré vos meilleurs efforts, vous éprouvez toujours des difficultés à obtenir un sommeil réparateur, il pourrait être temps de consulter un spécialiste du sommeil. Des troubles sous-jacents, tels que l'apnée du sommeil ou l'insomnie, pourraient nécessiter une intervention médicale spécifique.

Le sommeil est un pilier fondamental de notre santé et de notre bien-être, essentiel non seulement pour notre survie mais aussi pour notre capacité à prospérer.

En adoptant des habitudes de sommeil saines et en mettant en œuvre des stratégies visant à améliorer la qualité de notre sommeil, nous pouvons profiter pleinement des bénéfices physiques, mentaux et émotionnels qu'un sommeil profond et réparateur a à offrir.

Embrassez ces conseils comme des étapes vers un sommeil plus profond et plus réparateur, et observez les transformations positives dans votre santé, votre humeur et votre énergie quotidienne.

Le voyage vers un sommeil de qualité est un investissement dans votre bien-être global, vous permettant de naviguer dans la vie avec plus de vitalité, de clarté et d'équilibre.

Prioriser le Sommeil dans Votre Planification Quotidienne

Considérez le sommeil comme un engagement non négociable dans votre emploi du temps. Tout comme vous planifiez des réunions, des séances d'entraînement et du temps pour vos loisirs, réservez un créneau dédié au sommeil.

Cette approche consciente souligne l'importance du sommeil et vous aide à éviter de le sacrifier pour d'autres activités.

Écouter les Signaux de votre Corps

Apprendre à écouter et à respecter les signaux de sommeil de votre corps est fondamental. Si vous commencez à vous sentir fatigué, ne luttez pas contre cette sensation en vous stimulant avec de la caféine ou de l'activité.

Reconnaître et répondre à ces signaux en se préparant au coucher peut renforcer votre rythme circadien et améliorer la qualité de votre sommeil.

Cultiver une Mentalité Positive autour du Sommeil

L'anxiété liée au sommeil, souvent exacerbée par la pression de devoir dormir une certaine quantité d'heures chaque nuit, peut en réalité nuire à votre capacité à vous endormir et à rester endormi.

Adoptez une perspective plus flexible et positive envers le sommeil, en acceptant que certaines nuits soient meilleures que d'autres et en se concentrant sur les pratiques qui favorisent le sommeil plutôt que sur le sommeil lui-même.

Explorer des Méthodes Naturelles pour Améliorer le Sommeil

Avant de vous tourner vers les aides pharmaceutiques, envisagez des méthodes naturelles pour encourager le sommeil. Les herbes comme la camomille, la valériane ou la mélisse, consommées sous forme de tisanes avant le coucher, peuvent avoir des effets relaxants.

De même, les suppléments tels que la mélatonine peuvent être utiles pour réajuster votre horloge biologique, en particulier lors de voyages ou de changements d'horaire importants.

Utiliser des Techniques de Respiration pour le Sommeil

Les techniques de respiration profonde, comme la respiration diaphragmatique ou la méthode 4-7-8, peuvent être des outils précieux pour induire le sommeil.

Ces techniques aident à réduire le rythme cardiaque et à calmer l'esprit, facilitant ainsi la transition vers le sommeil.

Maintenir une Diète Équilibrée

Ce que vous mangez au cours de la journée peut avoir un impact considérable sur votre sommeil. Une alimentation équilibrée, riche en fruits, légumes, grains entiers et protéines maigres, tout en limitant les sucres raffinés et les graisses saturées, peut favoriser un meilleur sommeil.

Faites également attention à votre consommation d'alcool et de nicotine, car ces substances peuvent grandement perturber le sommeil.

Conclusion

Le voyage vers un sommeil de qualité est unique pour chacun. Ce qui fonctionne pour une personne peut ne pas être aussi efficace pour une autre. L'important est de rester attentif à vos propres réactions et d'être prêt à ajuster vos stratégies pour trouver ce qui vous convient le mieux.

En adoptant une approche proactive et en utilisant les outils disponibles pour évaluer la qualité du sommeil, il est possible d'identifier les aspects de notre routine de sommeil qui nécessitent des ajustements.

Cela peut conduire à des améliorations significatives non seulement dans notre sommeil mais aussi dans notre santé et notre bien-être général.

La compréhension et l'évaluation de la qualité du sommeil sont des étapes fondamentales pour atteindre un sommeil profond et réparateur.

En se concentrant sur les indicateurs clés de la qualité du sommeil et en exploitant les ressources technologiques disponibles, nous pouvons prendre des mesures concrètes pour améliorer notre expérience du sommeil.

www.ingramcontent.com/pod-product-compliance
Lightning Source LLC
Chambersburg PA
CBHW061038250726
48653CB00001B/145